DES NÉOPLASMES

DES GANGLIONS LYMPHATIQUES

DES

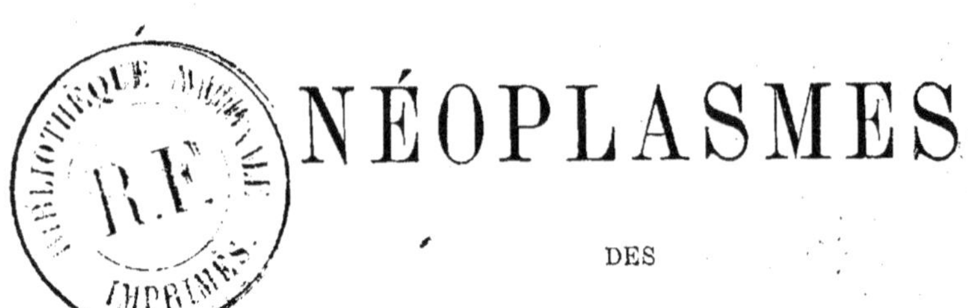

NÉOPLASMES

DES

GANGLIONS LYMPHATIQUES

PAR

G. HUMBERT

Chirurgien des Hôpitaux

PARIS

V. ADRIEN DELAHAYE ET Cie, LIBRAIRES-ÉDITEURS

PLACE DE L'ÉCOLE-DE-MÉDECINE

1878

DES NÉOPLASMES

DES GANGLIONS LYMPHATIQUES

Je décrirai, sous le titre de néoplasmes des ganglions lymphatiques, les tubercules, les lymphadénomes, le cancer; j'y joindrai, pour être complet, quelques tumeurs beaucoup plus rarement observées, ou dont on ne connaît même qu'un très-petit nombre d'exemples authentiques, telles que les gommes syphilitiques, les chondromes et les fibromes.

Autrefois, on comprenait sous le nom d'engorgements, d'indurations ganglionnaires, d'adénopathies, toutes les affections chroniques des ganglions. Aujourd'hui, on fait entre les *tumeurs* elles-mêmes des distinctions, fondées sur les caractères anatomiques et sur la pathogénie. Longtemps synonyme de tumeur, le mot *néoplasme signifie, à proprement parler, production morbide constituée par un tissu de nouvelle formation.* Cette définition m'autorise à écarter de mon sujet certaines adénopathies, d'ailleurs mal connues, qui, pour être des tumeurs, ne peuvent être classées au rang des néoplasmes ; je veux parler des lymphangiomes et des kystes. Les lymphangiomes, formés par des dilatations vasculaires, ne sont pas plus des néoplasmes que les anévrysmes artériels; et, dans la genèse des kystes ganglionnaires, rien ne rappelle davantage la formation d'un produit nouveau.

Il est vrai qu'à ce compte, il eût été logique de passer sous silence l'hypertrophie simple, et que, d'autre part, je pouvais parler de la suppuration des ganglions, puisque le pus lui-même a été considéré comme un néoplasme. Mais, vraiment, ce serait pousser par trop loin le respect de l'étymologie; je ne crois pas qu'il vienne à l'idée de personne de ranger les adénites suppurées au nombre des néoplasmes ganglionnaires, pas plus qu'il n'est anatomiquement et cliniquement possible de distraire l'hypertrophie simple de la série des lymphadénomes.

Dans les chapitres distincts que je consacrerai aux trois variétés principales de néoplasmes ganglionnaires, et dans l'article unique où je réunirai les autres sous le nom de néoplasmes rares, je m'occuperai surtout de leur nature et de leurs caractères cliniques. Je ferai en une seule fois le diagnostic de toutes ces tumeurs, ainsi que leur traitement. Donner, au fur et à mesure, les caractères différentiels et les indications thérapeutiques de chaque espèce, c'eût été m'exposer à des longueurs inutiles et à des redites inévitables.

L'histoire des néoplasmes ganglionnaires est difficile à écrire. Ce n'est pas que les documents nécessaires fassent défaut; il sont, au contraire, si nombreux que, loin de prétendre les connaître tous, je serai forcé de passer sous silence plusieurs de ceux que j'ai consultés. Cette abondance de matériaux est le propre des questions encore à l'étude; chacun y apporte son contingent d'observations ou de doctrines, et les plus anciennes même conservent un cachet d'actualité qui rend leur connaissance indispensable, tant que l'accord n'est pas fait et que l'on n'a pas dit le dernier mot. Tel est le cas des tumeurs dont j'ai à m'occuper. Le cancer primitif des ganglions est peu connu; les gommes sont très-vaguement indiquées; les tubercules sont l'objet d'une cause encore en litige; quant aux lymphadénomes, à mesure qu'on parcourt cette longue série qui s'étend de l'hypertrophie pure et simple aux tumeurs les plus malignes, on se perd dans un dédale dont il paraît impossible, au premier abord, de trouver l'issue.

Dépouiller scrupuleusement le volumineux dossier que j'avais devant moi, c'eût été rendre ce travail plus complet sans doute, mais au détriment de deux conditions essentielles, dont l'une m'est imposée par le temps, et dont l'autre s'impose d'elle-même dans un sujet si obscur : la concision et la clarté. Je crois que la manière la plus utile d'exposer l'état de la science sur un point encore controversé, c'est moins de cataloguer, en quelque sorte, tous les faits publiés jusqu'à l'heure actuelle, que de choisir ceux qui peuvent servir de types, pour en dégager, dans la mesure du possible, des conclusions nettes et précises.

D'autre part, les néoplasmes des ganglions lymphatiques touchent de si près aux questions les plus vastes de la pathologie générale, que je pouvais aller facilement trop loin, et oublier que j'avais à décrire les lymphadénomes ganglionnaires, et non la leucocythémie ou l'adénie, le tubercule et le cancer des ganglions, et non la tuberculose ou les tumeurs malignes. Est-ce à dire que je doive me placer à un point de vue exclusivement clinique et chirurgical? Pas davantage. Ce serait une faute de rester dans le domaine de l'observation pure, aussi bien que de s'engager trop avant dans celui de la théorie. Il y a là un double écueil que je m'efforcerai d'éviter.

Je n'irai pas plus loin avant d'avoir adressé à M. Cornil mes sincères remercîments. C'est avec la plus grande obligeance qu'il m'a communiqué un travail encore inédit (1), auquel je ferai de nombreux emprunts, et qu'il a fait passer sous mes yeux la plupart de ses préparations.

Je remercie également mon excellent ami, M. Hallopeau, qui m'a prêté son concours pour la traduction des ouvrages allemands que j'ai consultés.

(1) *Des altérations anatomiques des ganglions lymphatiques, Journal d'anat. et de phys.* de Robin, 1878.

CONSIDÉRATIONS GÉNÉRALES

Nous sommes déjà loin du temps où l'on ne connaissait d'autres ganglions que ceux dont le scalpel permettait de faire le dénombrement, et où l'on considérait ces organes comme formés d'un simple pelotonnement des vaisseaux lymphatiques. En dévoilant les détails de leur structure intime, on a singulièrement agrandi leur territoire; et ces progrès de l'anatomie et de la physiologie ont placé sous un nouveau jour la pathologie ganglionnaire, sans parvenir cependant à l'élucider tout à fait.

En décrivant le tissu adénoïde, His nous a donné la clef des rapports étroits qui unissent certaines affections dont la parenté n'avait point été soupçonnée. Il démontra que, non-seulement dans les follicules clos et dans les glandes vasculaires sanguines, mais encore dans la profondeur du derme de la peau et des muqueuses, il existe un tissu analogue à celui des ganglions lymphatiques. La communauté des aptitudes morbides s'expliquait dès lors par celle de l'élément anatomique. On comprit comment une même cause pouvait déterminer des lésions simultanées dans des parties si différentes de siége et d'aspect, quand on sut que des organes, considérés jusqu'alors comme distincts, devaient être réunis dans un seul système. « On remarqua, dit Potain (1), que diverses maladies, telles que la fièvre typhoïde, le choléra, la tuberculose, la scrofule, étendent leur influence sur plusieurs de ces organes à la fois, et la manifestent dans chacun d'eux par les mêmes multiplications de cellules et les mêmes transformations des éléments prolifères. On fut frappé de voir la cause inconnue de la leucocythémie et de l'adénie provoquer, partout où se trouve le tissu lymphoïde, une hyperplasie rapide des cellules, sans tendance aux altérations régressives. Dans quelques cas, il était permis de supposer une simple propagation de la maladie de l'un à l'autre des organes atteints; mais, dans plusieurs aussi, cette interprétation n'était point recevable, et il fallait admettre que, sous l'influence d'une cause commune, les divers organes lymphoïdes réagissaient individuellement d'une même façon. »

On voit combien l'anatomie nous a éclairés sur l'origine et la nature des généralisations morbides dans les affections ganglionnaires. En est-il de même quand il s'agit d'organes où le tissu adénoïde ne semble pas exister, et pouvons-nous considérer, par exemple, les lymphadénomes du poumon, du foie et des reins, autrement que comme des formations hétérotopiques? Il serait peut-être prématuré de répondre à cette question d'une manière absolument affirmative; on est presque tenté de le faire, cependant, quand on voit aujourd'hui les histologistes, avec Ranvier, assimiler le tissu conjonctif au système lymphatique. Le tissu conjonctif, en effet, peut être considéré comme

(1) Art. *Lymphatique.* (Pathologie.) *Dict. encycl. des sc. méd.*, t. III, 2e série, p. 475.

une vaste cavité communiquant avec le système lymphatique, cloisonnée par des faisceaux de fibres que tapissent de grandes cellules, plates comme les cellules épithéliales des séreuses; d'autres cellules, libres dans les mailles du tissu, ont tous les caractères des globules blancs du sang ou cellules lymphatiques. Or, qu'est-ce qu'un ganglion, sinon un organe formé par un réticulum dont les mailles, plus ou moins larges, suivant qu'il s'agit des follicules clos et des cordons funiculaires ou du tissu caverneux périphérique, contiennent aussi des cellules lymphatiques, et le ganglion tout entier ne communique-t-il pas, comme le tissu conjonctif, avec la circulation lymphatique? Il n'y a donc rien de surprenant à voir naître dans tous les organes, dans toutes les régions où existe le tissu conjonctif, des tumeurs semblables à celles qui se développent aux dépens du tissu normal des ganglions. Que ces tumeurs envahissent d'emblée des points différents et éloignés de l'organisme, ou qu'elles y apparaissent par poussées successives, la maladie est donc la même ; qu'elles débutent, qu'elles restent primitivement cantonnées, pendant un temps variable, dans des ganglions ou dans un viscère, il faudra toujours s'attendre à les voir se généraliser, du viscère aux ganglions et réciproquement. La cause première est toujours une, dans sa nature, et quelque variées que paraissent ses manifestations, il faut se rappeler qu'en atteignant des organes en apparence très-distincts, elle ne frappe en réalité qu'un seul et même système.

La connaissance de la structure intime du tissu ganglionnaire est encore féconde en applications pathologiques. C'est, en effet, sur la persistance ou la disparition des éléments de ce tissu, sur l'altération spéciale des cellules ou du réticulum que reposent les caractères différentiels de bon nombre de tumeurs, et leur division en classes distinctes, ou en séries d'une même classe. On a même cherché à grouper sous le nom de tumeurs lymphatiques toutes celles où l'on reconnaissait la présence d'un réticulum ou de cellules analogues à celles des ganglions. C'est sur cette disposition que s'est fondé Virchow pour comprendre le tubercule au nombre des lymphomes; c'est d'après elle que Fœrster a rangé les gommes parmi les tumeurs à cellules lymphatiques. L'idée de réunir la plupart des tumeurs dont nous avons à nous occuper dans une même famille était certainement séduisante, mais nous ne pouvions l'accepter. Une étude histologique plus approfondie a démontré, en effet, que s'il y a analogie entre les tubercules, les gommes et les tumeurs lymphatiques proprement dites, il n'y a nullement identité; il existe, au contraire, entre ces variétés, des différences qui défendent, sous peine de tomber dans une confusion regrettable, de les assimiler les unes aux autres.

L'anatomie descriptive apporte aussi son tribut à la pathologie générale des ganglions. C'est elle qui nous indique le siége exact de ces organes, leurs rapports, si importants au point de vue opératoire ; c'est elle qui limite avec une précision si rigoureuse la sphère d'origine de leurs vaisseaux afférents, que, lorsque nous sommes en présence d'un engorgement ganglionnaire quelconque, nous savons toujours à quelle source il faut remonter pour chercher la cause du mal. En effet, la solidarité de chaque département lymphatique avec la région d'où il dépend est telle que, dans l'immense majorité des cas, toute lésion, viscérale ou périphérique, inflammatoire ou non, détermine une lésion de même ordre, de même nature, dans les ganglions correspondants.

Mais, à côté de ces faits d'observation journalière, il est des cas où il est impossible de trouver en dehors des ganglions la cause des adénopathies; aussi les néoplasmes ganglionnaires se divisent-ils d'eux-mêmes en deux grandes classes, les *néoplasmes primitifs* et les *néoplasmes secondaires*. Ces derniers sont infiniment plus fréquents que les autres; ils sont aussi beaucoup plus connus. C'est pourquoi nous avons jugé inutile de leur consacrer une étude spéciale; et même, quand nous parlerons du cancer ganglionnaire, nous n'aurons en vue que le cancer primitif.

Qu'aurions-nous pu dire, en effet, à propos des dégénérescences secondaires, qui ne rentrât dans l'histoire des tumeurs dont elles dérivent? L'anatomie pathologique est la même : « Les ganglions reproduisent fidèlement la forme anatomique de la tumeur primitive. » (Cornil.) Mêmes éléments, même disposition, même tissu morbide. Fallait-il donc exposer tous les caractères des épithéliomes, des carcinomes et des sarcomes en général? L'étude des symptômes ou du traitement n'offrait pas plus d'intérêt; et, d'ailleurs, je ne vois vraiment ni l'utilité, ni même la possibilité de décrire les adénites cancéreuses secondaires sans faire en même temps le tableau des affections qui leur ont donné naissance. Quant à la pathogénie, c'est-à-dire au mode d'envahissement du système lymphatique par les néoplasmes, je n'aurais pu aborder cette vaste question sans entrer dans des développements dont la place est bien mieux dans un traité de pathologie générale que dans un travail comme celui-ci. Reste la question du diagnostic. C'est, à notre point de vue, la seule qui ne doive pas être négligée. Souvent, en effet, une adénopathie secondaire se développe sans qu'il soit possible, tout d'abord, de déterminer son origine, et peut être confondue avec une tumeur primitive; d'où l'éventualité d'une opération inutile, puisque l'extirpation d'un ganglion dégénéré n'a de raison d'être que quand on s'attaque en même temps au siége principal de la maladie. Je reviendrai donc sur ce sujet quand je m'occuperai du diagnostic des néoplasmes ganglionnaires en général.

La physiologie du système lymphatique a certainement contribué, comme l'anatomie, à élucider certains points de la pathologie des ganglions; mais il faut avouer qu'elle est loin d'avoir répondu à toutes les questions, et que beaucoup de phénomènes restent encore inexplicables. L'activité fonctionnelle dont ce système est le siége dans l'enfance rend bien compte de la facilité avec laquelle, à cet âge, les ganglions réagissent sous les moindres influences, de leur tendance aux inflammations chroniques et à l'hypertrophie. Par le fait même de cette activité physiologique, tous les enfants participent plus ou moins au tempérament dit lymphatique; chez eux les ganglions sont le terrain de prédilection des manifestations de la scrofule ou de la tuberculose. Cependant, ces mêmes ganglions qui, chez les sujets lymphatiques, traduisent par un engorgement immédiat la plus légère irritation de voisinage, ne paraissent pas, chez eux, plus spécialement disposés au retentissement des tumeurs malignes; et, ce qui n'est pas moins remarquable, l'hypertrophie idiopathique et simple de la leucémie ou de l'adénie ne choisit de préférence ni les sujets particulièrement lymphatiques, ni l'âge où ce tempérament prédomine (Potain).

D'autre part, la physiologie nous a enseigné la part considérable que prennent les ganglions et les organes lymphoïdes à l'hématopoïèse. Il y a déjà longtemps que Virchow, établissant une liaison directe entre les fonctions physiologiques de la rate et des ganglions et la leucocythémie, a montré quel rapport existe entre la dyscrasie et les lésions organiques. Pour lui, la leucocytose existe dans toute la série des maladies compliquées d'irritation ganglionnaire et dans lesquelles l'irritation n'amène pas la destruction de la substance des ganglions. Or, si les organes lymphoïdes sont les agents de la genèse des globules blancs, il suffit qu'il y ait exagération fonctionnelle des organes préexistants, ou même que du tissu lymphoïde accidentel se dévelope, pour qu'il y ait excès de leucocytes dans le sang. C'est ce qui se passe dans la leucocythémie. Il en est de même dans toutes les tuméfactions inflammatoires des ganglions; dans la scrofule, la leucocytose existe tant que les ganglions n'ont pas subi la transformation caséeuse ou calcaire, en un mot tant qu'il n'y a pas destruction de leur tissu. Que cette leucocytose tienne seulement à la production exagérée des globules blancs, ou à leur défaut de transformation en globules rouges, peu nous importe :

ce que nous devons faire observer, c'est qu'il nous est impossible de dire pourquoi, dans tant de cas d'hypertrophie ganglionnaire simple, le rapport entre les corpuscules blancs et les globules rouges du sang reste normal ; et l'on ne peut arguer du plus ou du moins grand nombre des ganglions malades, car le fait existe alors même que l'hypertropie est généralisée. Faut-il dire, avec Billroth, qui d'ailleurs ne prétend pas résoudre le problème, qu'un ganglion altéré est loin de pouvoir fonctionner plus activement qu'à l'état normal, et que la leucocytose tient très-probablement à la conservation de la perméabilité des tissus lymphatiques? Mais cette perméabilité doit s'effacer de plus en plus à mesure que la lésion progresse et, dès lors, comment expliquer, avec cette théorie, l'apparition souvent si tardive de la leucocytose?

Je ne poursuivrai pas cette discussion. Si la leucocytose peut exister ou faire défaut dans des affections ganglionnaires identiques, sans qu'on puisse donner la raison de cette différence, il faut dire aussi que dans la plupart des cas où les lésions sont un peu étendues on observe les symptômes d'une anémie profonde ; et rien ne peut rendre mieux compte de cette dyscrasie que le rôle important du système lymphatique dans les phénomènes de l'hématopoïèse.

TUBERCULOSE DES GANGLIONS

Rien n'est plus fréquent que d'observer, dans le cours de la tuberculose, des lésions ganglionnaires consécutives à celles des organes primitivement atteints. Les tubercules pulmonaires se propagent aux ganglions bronchiques et à ceux du médiastin; les ganglions hépatiques, gastriques, spléniques ou mésentériques sont envahis de la même manière à la suite de la tuberculisation des viscères abdominaux. Ces altérations *secondaires* sont admises par tout le monde, et le mode suivant lequel elles s'étendent de proche en proche est aujourd'hui bien connu (1).

En dirons-nous autant de la *tuberculose primitive* des ganglions? Cette question est longtemps restée dans le domaine de la pathologie interne. C'est, en effet, sur les ganglions bronchiques ou mésentériques qu'ont porté presque toutes les discussions des médecins qui ont nié ou affirmé tour à tour l'indépendance de la phthisie bronchique et de la phthisie pulmonaire, du carreau et de la tuberculose intestinale. Aujourd'hui, les ganglions *chirurgicaux* eux-mêmes sont mis en cause; si bien que les partisans de la tuberculose ganglionnaire n'hésitent pas à dire que *son siége de prédi-*

(1) Voy. Lépine. *De l'infection de voisinage dans la tuberculose*, *Archiv. de phys. norm. et path.*, 1870. — Troisier, *Recherches sur les lymphangites pulmonaires*. Thèse de Paris, 1874. — Hervouet, *Des adénopathies similaires chez l'enfant*. Thèse de Paris, 1877.

lection est la région sous-maxillaire. Au premier abord, on est un peu surpris d'une telle assertion; nous sommes habitués, en effet, à voir des adénopathies cervicales chez des sujets dont les poumons sont absolument sains; et, sans aller aussi loin que Louis, qui n'admettait le tubercule nulle part tant qu'il n'y en avait pas dans le poumon, nous n'appelons pas ces malades tuberculeux par ce seul fait qu'ils présentent de semblables engorgements ganglionnaires; d'autant plus que nous sommes presque toujours, dans ces cas, en présence d'une diathèse suffisante pour justifier ces inflammations chroniques et leurs métamorphoses ultérieures, je veux parler de la scrofule. Si de telles lésions sont réellement scrofuleuses, il est évident que la tuberculisation primitive des ganglions doit être considérée comme excessivement rare. Il n'en est plus de même si l'on admet que la tuberculose et la scrofule ne constituent qu'une seule et même maladie; où il y avait deux diathèses, il n'y en a plus qu'une, et du moment qu'on connaît les lésions primitives de la scrofule, on connaît aussi celles de la tuberculose.

Nous touchons ici à une grosse question, qui est loin d'être encore résolue, c'est-à-dire l'unité ou la dualité de la tuberculose et de la scrofule, dans leur nature et dans leurs principales manifestations. Laissant à d'autres le soin d'étudier dans les poumons, c'est-à-dire dans leur plus vaste foyer, le tubercule et l'inflammation caséeuse (1), nous ne porterons les débats de cette grande cause que sur le terrain de la pa-

(1) Voy. Grancher, *De l'unité de la phthisie.* Thèse de Paris, 1873.

thologie ganglionnaire, et nous nous demanderons : *L'adénite tuberculeuse et l'adénite strumeuse doivent-elles être complétement assimilées l'une à l'autre ? Reconnaissent-elles les mêmes causes, présentent-elles les mêmes caractères anatomiques et cliniques ? Ou bien, au contraire, leur analogie est-elle assez incomplète pour que l'on continue à assigner à chacune d'elles une place à part dans le cadre nosologique ?*

Le problème est difficile à résoudre ; mais la difficulté serait plus grande encore si je m'y essayais avant d'avoir exposé les faits qui plaident en faveur de l'une ou l'autre doctrine ; car, quelle que soit l'opinion que l'on adopte, elle ne peut être validée que par un jugement contradictoire.

Les auteurs qui défendent des théories opposées s'accordent, au fond, sur bien des points essentiels de l'anatomie pathologique ; et souvent ils diffèrent moins, en réalité, par l'observation que par l'interprétation des faits. Je ne saurais donner une meilleure idée de l'état actuel de la question, qu'en empruntant les détails qui suivent aux travaux de Thaon (1) et de Cornil (2).

Le premier s'est fait, depuis plusieurs années, le champion des unicistes ; Cornil, examinant attentivement les ganglions strumeux et tuberculeux, conclut que l'histologie ne permet pas de confondre ces deux ordres de lésions.

I. Les tubercules des ganglions se présentent sous

(1) *Recherches sur l'anat. path. de la tuberculose.* Thèse de Paris, 1873. — *La tuberculose dans ses rapports avec la scrofule, Progrès médical,* 12 janvier 1878.

(2) Travail cité.

la forme de granulations isolées ou, plus souvent, sous celle d'agrégats, d'îlots tuberculeux. Ces derniers seuls sont visibles à l'œil nu. Ils n'ont pas l'aspect d'un grain saillant sur la coupe et formant une petite tumeur, comme cela a lieu à la surface des séreuses. Ils ont, sous ce rapport aussi bien que par leur petitesse, une certaine analogie avec les tubercules de la moelle des os.

« Le tissu des tubercules se continue directement et sans qu'il y ait de limitation nette avec le tissu réticulé fin du ganglion, ou, pour mieux dire, le tubercule n'est autre chose que ce tissu réticulé préexistant dans lequel les cellules lymphatiques du centre de l'îlot tuberculeux sont modifiées, en même temps que les vaisseaux de l'îlot sont oblitérés et imperméables à la circulation, de telle sorte que la nutrition de tout le territoire cellulaire est nulle. Cette constitution des tubercules des ganglions a fait dire à Billroth qu'il est impossible de les distinguer des follicules normaux ou hypertrophiés. Aussi, l'état d'oblitération constante de leurs vaisseaux par de la fibrine et des cellules, comme cela a toujours lieu dans les tubercules de tous les organes, est-il un des éléments importants de leur définition anatomique. C'est pourquoi Schüppel (1), dans son importante monographie sur les lésions des ganglions lymphatiques, donne comme caractéristique des tubercules ganglionnaires l'existence des cellules géantes. » (Cornil.)

Ces *cellules géantes* (*Riesenzellen*) ne sont rien moins que des cellules. Elles ont une figure arrondie ou ova-

(1) *Untersuchungen über Lymphdrüsen-Tuberculose*, Tubingen, 1871.

laire, et consistent en une masse granuleuse, bordée d'une collerette de cellules à noyaux, et pourvue de prolongements de nombre et de dimensions variables. Souvent leur bord laisse entre elles et le tissu voisin une fente, et il est facile alors de s'assurer qu'il existe une paroi vasculaire très-nette. En somme, ce sont des coagulations fibrineuses formées dans un vaisseau dont la circulation est arrêtée (1). Elles occupent le centre ou la périphérie des îlots; on en compte une ou deux dans les plus petits, davantage dans un tubercule congloméré.

« En étudiant, dit Cornil, un îlot tuberculeux avec un fort grossissement (250 à 300 diamètres), on voit que les cellules lymphatiques qui composent le centre de l'îlot sont très-rapprochées et qu'elles offrent une certaine cohésion les unes avec les autres; les fibrilles du réticulum sont à peine visibles, minces et grenues ; le réticulum et les cellules sont unis. Ces cellules lymphatiques se colorent uniformément en rose par le picro-carmin, et elles n'ont pas de noyau distinct ; elles ont une certaine semi-transparence, bien qu'elles présentent dans leur protoplasma de très-fines granulations graisseuses. Elles ont, en un mot, subi la dégénérescence atrophique et caséeuse des cellules du centre des tubercules. Les cellules de la périphérie du tubercule sont, au contraire, des cellules lymphatiques normales au milieu d'un tissu réticulé semblable au tissu réticulé fin non altéré du voisinage. Nous n'admettons nullement l'opinion de Schüppel, qui croit que le tubercule débute par une cellule géante et qui

(1) Voy. Thèse de Thaon, p. 16.

fait naître les éléments nouveaux de la granulation tuberculeuse de la prolifération des noyaux du tissu réticulé.

« On voit combien les tubercules des ganglions différeraient peu du tissu réticulé voisin, si nous n'avions pas, comme élément distinctif très-important, les altérations spéciales des vaisseaux. L'oblitération des artérioles, des capillaires et des veinules du tissu réticulé envahi est, en effet, absolument constante dès le début, et dans toute partie suspecte d'appartenir à un nodule tuberculeux. Ces oblitérations ne diffèrent pas là de ce qu'elles sont dans tous les organes tuberculeux. »

A une période plus avancée, les îlots de tubercules subissent la dégénérescence caséeuse et la transformation fibreuse. Ces deux métamorphoses n'offrent rien de particulier dans le ganglion, et évoluent comme partout ailleurs, ce qui nous dispense d'y insister plus longuement. Au niveau des points caséeux, la trame réticulée du tissu lymphatique disparaît; elle s'hypertrophie, au contraire, et se transforme en tissu fibreux autour de ces foyers; ou du moins, d'après Cornil, il se forme des faisceaux nouveaux de fibres du tissu conjonctif, faisceaux assez épais et assez denses qui, nés de la paroi externe des vaisseaux artériels et des capillaires, gagnent en étendue et empiètent sur le tissu réticulé voisin en suivant les vaisseaux.

Dans le cas de dégénérescence caséeuse, les îlots tuberculeux se ramollissent ou quelquefois subissent l'incrustation calcaire (1); de telle sorte que le gan-

(1) Voy. un bel exemple de ganglion calcifié, présenté par Ducastel à la Soc. anat., 1872, p. 492.

glion tout entier peut se transformer en une poche fibreuse contenant un mastic jaunâtre plus ou moins mou ou au contraire calcifié. Enfin, indépendamment de la sclérose ganglionnaire partielle, qui est de règle autour des foyers caséeux, simples ou multiples, on ne trouve quelquefois qu'un petit foyer caséeux, et cependant tout le ganglion a subi la transformation fibreuse. Il est alors très-ferme et crie sous le scalpel ; la coupe est lisse, grise, transparente, ou bien ardoisée, et même tout à fait noire comme certains marbres. Il a suffi, dans ce cas, d'un foyer limité d'irritation, pour provoquer une nappe d'adénite fibreuse (Thaon).

II. Nous avons passé en revue les principaux caractères du tubercule ganglionnaire. Comparons-le maintenant aux lésions de la scrofule : c'est ici que le débat va s'engager.

« A côté des ganglions manifestement tuberculeux, dit Thaon, il en est un grand nombre d'autres dont la nature tuberculeuse est un sujet de doute pour beaucoup d'auteurs. On les considère plus volontiers comme des ganglions scrofuleux. Les ganglions, plus ou moins hypertrophiés, présentent à la coupe des noyaux de substance grise, de grosseur variable, depuis le volume d'un grain de chènevis jusqu'à celui d'une noisette; quelquefois même un de ces noyaux occupe le ganglion tout entier. Le plus souvent, le même ganglion est parsemé d'autres îlots de coloration blanchâtre ou jaunâtre, et sa coupe offre l'aspect d'un marbre à plusieurs teintes. Il s'agit de savoir si nous retrouverons, dans ces ganglions, quelques-uns des caractères si nets qui appartiennent aux tubercules des ganglions, ou bien si nous avons affaire à un processus tout différent.

« Les mêmes coupes, les mêmes artifices de préparation nous montrent encore dans la constitution de ces noyaux de substance grise, les cellules géantes, la prolifération des cellules endothéliales du stroma, les groupes de cellules embryonnaires, en un mot, tous les éléments de la granulation, sans en excepter un seul ; mais, ici, la granulation n'est plus isolée ou groupée par petits îlots, elle s'est infiltrée dans une grande partie du ganglion ; elle a affecté la forme qu'elle prend si souvent dans les os, dans les poumons, dans le testicule, dans les reins. C'est toujours du tubercule que l'on a sous les yeux, mais du tubercule ayant pris d'énormes proportions et par cela même échappant à la définition, beaucoup trop exclusive, donnée par Virchow (1).

« Ce gros tubercule dégénère, comme les granulations simples ; il subit la fonte caséeuse et s'élimine à l'extérieur vers la peau ou plus profondément dans des organes tels que les bronches. Mais il peut aussi subir la dégénérescence fibreuse vers ses bords, et être incarcéré par une barrière de tissu fibreux.

« Ainsi, il n'existe aucune différence essentielle entre ce ganglion et celui que nous décrivions précédemment ; de sorte que nous ne voyons pas pourquoi on refuserait de le considérer comme tuberculeux, et pourquoi on le prendrait pour un ganglion purement scrofuleux. »

Plus loin, il décrit ces masses ganglionnaires volu-

(1) Pour Virchow, la granulation seule constitue le tubercule vrai, et il ne voit dans la granulation qu'un nodule très-petit et très-circonscrit.

mineuses, développées surtout dans la région cervicale chez des sujets jeunes et n'ayant point encore présenté de signes de scrofule ou de tuberculose, si bien qu'elles sont facilement confondues avec le sarcome ou le lymphadénome et extirpées par les chirurgiens, ce qui permet d'en faire l'examen anatomique.

« Parmi les nombreux ganglions qui composent ces masses considérables, les uns sont tout à fait lisses à la coupe, d'une coloration grisâtre, uniforme, et offrent au microscope tous les degrés de l'inflammation interstitielle ; d'autres ont à peu près les mêmes caractères à l'œil nu, mais au microscope montrent des centres de dégénérescence fibreuse, des zones où il ne reste du tissu lymphatique que les mailles du réticulum, singulièrement agrandies et remplies de grosses cellules granuleuses : d'autres ganglions offrent des îlots de matière caséeuse, des granulations véritables avec leurs cellules embryonnaires, leurs cellules géantes ; enfin, il en est qui sont tout à fait caséeux.

« Pourquoi cette grande diversité dans les lésions ? Elle est probablement favorisée par la lenteur dans le processus, lenteur qui amène la prédominance du tissu fibreux dans ces ganglions dégénérés ; mais la signature anatomique, la granulation tuberculeuse, est toujours là. Aussi ces masses ganglionnaires appartiennent-elles à la tuberculose ; elles lui appartiennent aussi bien que ces lésions complexes que l'on rencontre dans certains poumons chez les phthisiques et qui sont constituées par de la sclérose en nappe, par des noyaux caséeux, par des granulations de Bayle et par des granulations ordinaires.

« L'anatomie pathologique vient de parler, elle vient de déclarer que le type des affections strumeuses, l'affection nécessaire pour beaucoup de médecins, sans laquelle il ne saurait y avoir de maladie scrofuleuse, l'écrouelle ganglionnaire doit être considérée comme appartenant à la tuberculose. »

Ainsi, c'est sur l'anatomie pathologique que s'appuie l'unité de la scrofule et de la tuberculose. C'est sur elle aussi que repose la distinction établie par les dualistes. J'ai donné longuement la parole à Thaon; laissons-la à Cornil, qui, à la fin de son remarquable travail, où il décrit dans deux chapitres distincts l'adénite strumeuse et l'adénite tuberculeuse, a résumé, dans un tableau comparatif, les différences de ces deux ordres de lésions.

« Dans la scrofule, dit-il, les ganglions sont très-volumineux, tandis que dans la tuberculose ils restent petits ou ne présentent que très-rarement un grand développement. Dans la tuberculose, au début, les voies lymphatiques et les sinus périfolliculaires sont le siége d'une inflammation très-évidente et constante, caractérisée par l'accumulation de nombreuses cellules d'un volume assez considérable dans leur intérieur : c'est une sorte d'inflammation catarrhale. Dans la scrofule, au début, rien de semblable ; on a affaire alors, au contraire, à une formation nouvelle de tissu conjonctif, à une adénite interstitielle.

« Les productions ou formes caractéristiques de la période d'état sont, dans la tuberculose, des tubercules, c'est-à-dire de petits îlots formés de petites cellules rondes pressées les unes contre les autres, devenant rapidement caséeuses à leur centre, c'est-à-dire perdant leur noyau, devenant semi-transparentes et granuleuses, cohérentes les unes aux autres, en même temps que, dès le début, les vaisseaux sanguins sont oblitérés.

« Dans la scrofule, la forme spéciale de la lésion de la période d'état consiste dans l'isolement, par le tissu conjonctif de nouvelle formation, de petits îlots du tissu réticulé, dont les mailles agrandies, limitées par des fibrilles épaissies et molles, contiennent de grandes cellules lymphatiques à noyau ovoïde et à protoplasma granuleux. Ces îlots, que nous appelons *îlots strumeux*, se laissent facilement débarrasser de leurs cellules par l'action du pinceau et ils sont réduits à leur tissu réticulé. Dans les tubercules, au contraire, il est impossible de chasser les éléments par le pinceau : les cellules atrophiées font corps avec le réticulum.

« Les îlots strumeux subissent, il est vrai, à un moment donné, une dégénérescence caséeuse, c'est-à-dire que leurs cellules s'atrophient et deviennent grenues en perdant leurs noyaux. Mais cette altération se fait en masse dans tout un îlot, et elle est lente à se produire, tandis qu'elle est primitive et rapide dans les tubercules, où elle commence au centre de l'îlot tuberculeux. Il en est de même des oblitérations vasculaires, qui, dans la tuberculose, sont primitives, de la même époque que le début des tubercules, tandis qu'elles viennent tardivement dans les îlots strumeux et dans le tissu conjonctif qui les entoure.

« L'apparition du tissu fibreux sous forme de faisceaux et de petits nodules, vient dans la tuberculose longtemps après son début, dans des ganglions atteints de tuberculose chronique, tandis que le tissu conjonctif embryonnaire se développe autour des vaisseaux dès le début de l'adénite scrofuleuse. »

A ces caractères distinctifs établis par Cornil, il faut ajouter celui de la *dégénérescence colloïde* des cellules du tissu réticulé, qu'il considère comme une forme spéciale de l'inflammation dans la tuberculose. Ces cellules sont tuméfiées, claires, transparentes, sans noyaux; elles sont constituées par une masse molle au milieu de laquelle se voient quelques granulations fines; en se réunissant elles forment des *îlots* ou *tubercules colloïdes*. Ceux-ci sont parcourus par des vaisseaux perméables au sang, et renfermant des globules rouges; on trouve très-souvent, à leur centre, une artériole ou un capillaire, entouré de cellules lymphatiques et de globules rouges extravasés par diapédèse. Le tissu colloïde est cloisonné par les mailles du réticulum, qui se continue avec la paroi des capillaires situés dans la zone colloïde ou à sa périphérie.

En lisant les pages qui précèdent, on a pu se rendre compte des différences d'opinion qui séparent les histologistes; ils les ont eux-mêmes si clairement exposées, que je n'ai pas à y revenir.

Ces différences s'appuient sur des détails d'observation extrêmement délicats, d'autant plus que ces lésions demandent à être étudiées de bonne heure, avant que la transformation caséeuse n'ait rendu entre les divers ganglions toute distinction impossible. Aussi, sans discuter l'autorité de Cornil, et tout en étant persuadé de la réalité des dispositions qu'il signale, si nettes d'ailleurs que j'ai pu moi-même m'en rendre compte sur ses préparations, je me demande si ces détails de structure et surtout d'évolution des îlots strumeux et tuberculeux sont assez importants pour qu'on élève entre eux une barrière infranchissable ; et je serais d'autant plus tenté d'opérer un rapprochement entre ces diverses lésions que, si l'histologie semble au premier abord l'interdire, l'étiologie et la clinique le justifient pleinement.

Il est très-vraisemblable, en effet, que la scrofule et la tuberculose ne constituent qu'une seule et même maladie : il est très-rationnel de considérer un phthisique comme un scrofuleux avec localisation pulmonaire, de même qu'un sujet qui présente des écrouelles cervicales peut être regardé comme atteint de phthisie ganglionnaire et déjà marqué par la tuberculose. Ces deux diathèses sont trop intimement liées l'une à l'autre, il existe entre elles une filiation trop évidente, pour qu'on se refuse à reconnaître leur consanguinité. Un tuberculeux donnera naissance à un scrofuleux, et réciproquement ; si différentes que paraissent les lésions, si variés que soient les organes qu'elles atteignent, les formes qu'elles revêtent, peu importe ; leur parenté est indéniable. N'est-elle pas, dans tous les cas, autrement saillante que celle de l'arthritisme et du cancer, qui pourtant est généralement admise aujourd'hui? N'est-ce pas chez des scrofuleux qu'indépendamment de toute lésion pulmonaire se développent les tubercules du testicule ou des os? Ne recherchons-nous pas toujours les antécédents strumeux, quand nous sommes en présence d'une tumeur blanche, du mal de Pott ou d'une orchite tuberculeuse ? Dirons-nous alors que ces sujets étaient seulement scrofuleux auparavant, et ne seront-ils tuberculeux que du jour où ils auront du tubercule? Autant dire qu'un syphilitique devient gommeux quand il a une gomme, comme si, du jour où il a un chancre, il n'était pas déjà en puissance de tous les accidents de la syphilis. « On a objecté, dit Thaon, que si bon nombre de phthisiques étaient des scrofuleux, il en existait un plus grand nombre qui ne l'avaient jamais été. Comme si une maladie générale, constitutionnelle, ne pouvait être incomplète, comme si ses localisations devaient toujours être réglées d'une façon préétablie, et devaient toujours apparaître dans le même ordre de succession! Nous n'ignorons pas que la scrofule se montre d'abord sous forme de scrofulides bénignes à la peau et aux muqueuses, qu'elle donne lieu ensuite à des manifestations plus graves, telles que les éruptions ulcéreuses des téguments et qu'enfin, à une dernière période, elle envahit les viscères. Mais que d'exceptions, que de déviations dans cette marche classique! Tel individu aura un lupus rongeant à la face, comme première manifestation de la scrofule; tel autre aura une tumeur ganglionnaire au cou, tel autre enfin aura une infiltration dans le testicule ou dans les poumons. » Je suis très-porté, pour ma part, à m'associer à ces idées; la fusion de la scrofule et de la tuberculose permet, comme on le voit, de grouper tous les faits et de les enchaîner les uns aux autres avec la plus rigoureuse logique.

Hervouet (1), reproduisant l'opinion professée par Parrot, met hors de doute la subordination des lésions

(1) Thèse citée.

des ganglions à celles des organes dont ils dérivent, et il pense que les tubercules des ganglions bronchiques et mésentériques sont toujours le reflet d'une altération *similaire*, primitive, du poumon et de l'intestin. Sans parler de Cruveilhier, qui a rencontré des ganglions bronchiques tuberculeux sans lésions de voisinage, de Rilliet et Barthez qui ont décrit la phthisie bronchique primitive, et qu'on peut, à la rigueur, accuser d'avoir méconnu quelques petits foyers pulmonaires, il ne faut pas exagérer cette dépendance des ganglions. Même quand leurs lésions sont identiques à celles de l'organe primitivement envahi, elles en diffèrent souvent d'une manière absolue par leur marche et leur étendue.

Le système ganglionnaire jouit d'une autonomie plus grande qu'on ne le croit généralement, et on ne voit pas pourquoi, *à priori*, on lui refuserait la possibilité d'être envahi d'emblée par le tubercule, puisqu'il l'est bien par le cancer, qui est pourtant, dans les ganglions, l'affection secondaire par excellence. D'ailleurs, que répondre à ces faits dans lesquels, à côté d'une pneumonie caséeuse, on trouve dans les ganglions bronchiques des granulations tuberculeuses des plus nettes? De deux choses l'une : ou la phlegmasie pulmonaire, la pneumonie scrofuleuse a favorisé, par simple irritation de voisinage, le développement primitif de tubercules dans les ganglions; ou, si les ganglions sont le *miroir fidèle* des lésions voisines, l'inflammation caséeuse du poumon n'est elle-même autre chose qu'une infiltration tuberculeuse. Or, si l'inflammation caséeuse du poumon est réellement tuberculeuse, il n'y a pas de raison pour que celle des ganglions, où qu'ils se trouvent, ne le soit pas aussi. Quelle que soit la conclusion qu'on adopte, elle est en faveur de la doctrine de l'unité.

On a voulu localiser l'adénite scrofuleuse aux ganglions superficiels, et n'en faire presque autre chose qu'une sorte d'inflammation chronique, parce qu'elle succéderait toujours à des érosions de voisinage, telles qu'on les observe si souvent chez les scrofuleux. Outre que Velpeau a beaucoup trop exagéré cette origine des écrouelles, ce ne serait point une raison pour les rejeter hors du cadre de la tuberculose. Les causes occasionnelles appellent tous les jours des manifestations diathésiques; il n'est pas plus étonnant de voir l'irritation transmise par les lymphatiques déterminer, chez un sujet prédisposé, la tuberculose des ganglions sous-maxillaires, que de trouver dans l'absorption des poussières irritantes, chez certains ouvriers par exemple, la cause déterminante de la tuberculose pulmonaire. Qu'un scrofuleux fasse une chute sur le genou; là où un autre n'aura qu'un épanchement aigu, il verra se développer une tumeur blanche, et peut-être trouvera-t-on des tubercules dans les extrémités osseuses. Est-ce à dire que le traumatisme soit cause de la tuberculisation? Non, mais il détermine, dans un terrain préparé, des phénomènes propices à l'explosion de la maladie.

J'ai hâte de clore cette discussion, trop courte pour le sujet qu'elle touche, sans doute, mais trop longue aussi pour le but que je voulais atteindre; c'est-à-dire montrer que, dans un chapitre intitulé : tuberculose ganglionnaire, on doit comprendre l'écrouelle scrofuleuse. Je crois, en effet, que dans ses caractères anatomiques, comparés à ceux du ganglion tuberculeux, les analogies sont fondamentales et les différences accessoires; je ne vois, de plus, aucune raison pour admettre que la tuberculose des ganglions soit toujours secondaire. « Il est des cas, dit Virchow (1), où l'on rencontre une tuberculose des glandes sans que le tissu dans lequel la glande puise sa lymphe contienne de tubercules. J'ai vu des glandes extirpées du cou dans cet état, sans qu'on ait découvert d'affection tuberculeuse sur la tête de l'individu, ni ailleurs. C'est donc alors une *tuberculose glandulaire primitive.* » Cette opinion de Virchow est d'autant plus importante que, nous le savons, il ne considère comme tubercule que la granulation proprement dite.

De quelque parti qu'on se range, il serait temps vraiment de faire cesser, dans un sens ou dans l'autre, ce malentendu qui dure depuis si longtemps et rend les descriptions des auteurs absolument incompréhensibles.

Ainsi, Lebert (2), qui repousse l'identité de la scrofule et de la tuberculose, décrit longuement les tubercules des glanglions superficiels. Il admet des tubercules glandulaires avec ou sans scrofules, des scrofules compliquées de tubercules, etc. C'est la confusion la plus complète.

Follin (3), sans parler de l'adénite strumeuse, consacre un chapitre à la tuberculisation des ganglions lymphatiques : « D'une manière générale, dit-il, la

(1) *Traité des tumeurs*, t. III, p. 119.

(2) *Traité des maladies scrofuleuses et tuberculeuses.*

(3) *Traité de path. ext.*, t. II, p. 597.

constitution scrofuleuse prédispose aux affections des glandes lymphatiques, qui sont plus souvent encore frappées de tuberculisation que d'hypertrophie ou de phlogose chronique. Comme, d'ailleurs, la scrofule se montre surtout dans l'enfance ou la jeunesse, on comprend que la tuberculisation ganglionnaire soit plus fréquente à ces deux périodes de la vie. » Après quoi il décrit des symptômes qui sont ceux de l'écrouelle scrofuleuse classique.

Le Dentu et Longuet (1) se déclarent très-portés à suivre l'exemple des auteurs qui confondent, au point de vue anatomo-pathologique et descriptif, l'adénite tuberculeuse et l'adénite scrofuleuse. Cependant, jusqu'à plus ample informé, ils décrivent séparément ces deux affections. Terrier (2) ne fait pas autrement. Mais pourquoi donc nous donnent-ils les caractères des ganglions superficiels tuberculeux, de l'adénite tuberculeuse sous-maxillaire, puisqu'ils ne savent trop comment les différencier de ceux du ganglion strumeux? Il y a là une confusion inexplicable, et qui ne peut se prolonger.

Ou la tuberculose des ganglions est toujours secondaire, ou elle peut être primitive. Si elle est toujours secondaire, que les auteurs nous parlent seulement de la tuberculose ganglionnaire abdominale ou médiastine, mais non de celle des ganglions du cou, attendu que je ne sache pas qu'on ait jamais vu des tubercules dans la sphère d'origine de leurs vaisseaux afférents, c'est-à-dire aux lèvres, au nez, aux yeux ou aux oreilles. Si elle peut être primitive, qu'on cesse de

(1) Art. *Lymphatique*, *Dict. de méd. et de chir. prat.*, t. XXI, 1875.
(2) *Manuel de path. chirur.*, par Jamain et Terrier, 3e édit., 1877.

répéter au chapitre *Scrofule* tout ce qu'on a déjà dit au chapitre *Tubercule*, sous prétexte qu'on ne veut pas déroger à l'usage établi.

Ces préliminaires posés, la description de l'écrouelle ganglionnaire devient presque banale, car si nous ne tenons pas compte du nom sous lequel les auteurs la désignent, nous la trouvons faite partout.

Au début, c'est une tumeur ordinairement bien circonscrite, unique ou multiple ; dans ce dernier cas, les ganglions malades peuvent être facilement distingués les uns des autres. Sa consistance est ferme et conserve encore quelque chose de l'élasticité normale du ganglion. Elle est mobile, et roule sous le doigt ; les téguments sont intacts. A cette période, l'affection évolue d'une manière très-lente, tout à fait aphlegmasique ; il n'y a pas de douleur. Souvent, quand la tumeur est petite, le malade ne s'en aperçoit qu'en portant la main dans la région affectée ; plus volumineuse, elle s'accuse par une saillie variable, mais elle est toujours plus disgracieuse ou gênante que douloureuse. Cette période d'indolence peut durer très longtemps. Elle se termine quelquefois par résolution, plus souvent elle aboutit à l'inflammation et à la suppuration. D'autres fois, enfin, la résolution est incomplète, et le ganglion reste plus ou moins hypertrophié, mais dur, comme pierreux. Il se fait, dans ce cas, une véritable transformation calcaire.

L'inflammation s'annonce par des douleurs spontanées, des élancements, et la sensibilité à la pression. Quand il y a plusieurs tumeurs voisines, la péri-adénite qui accompagne toute phlegmasie ganglionnaire les unit entre elles ; alors elles forment une masse commune, plus ou moins lobulée à sa surface. Bientôt, la peau rougit et adhère à la tumeur; puis l'empâtement et l'œdème indiquent l'existence d'une suppuration profonde. Enfin, la fluctuation apparaît; les téguments, amincis, violacés, s'ulcèrent et livrent passage au pus, lequel renferme souvent des fragments grumeleux, s'écrasant sous le doigt, débris de la masse caséeuse qui occupait le ganglion. Comme chaque tumeur suppure en général, indépendamment de ses congénères, on comprend que lorsque plusieurs ganglions sont malades, il puisse se former un nombre égal d'orifices au niveau des téguments. Ces orifices ont une grande tendance à rester fistuleux; leurs bords sont minces, souvent décollés dans une certaine étendue, et le travail de réparation ne se fait jamais qu'avec une extrême lenteur. En l'absence de soins bien dirigés, ces fistules peuvent persister presque indéfiniment; il peut se produire, à la fin, une fonte complète du ganglion.

La suppuration n'est pas toujours précédée de poussées aiguës; quelquefois, elle se produit d'une manière tout à fait lente et insidieuse. L'abcès ganglionnaire est alors un véritable abcès froid. Dans tous les cas, la réaction générale est presque nulle, et tout se borne à peu près aux symptômes locaux.

Telle est la marche générale de l'écrouelle ganglionnaire; qu'on la croie tuberculeuse ou non, elle est toujours une dans ses allures; et d'ailleurs, outre que la théorie, quelle que soit celle à laquelle on se range, semble interdire la description isolée des symptômes de l'adénite tuberculeuse superficielle et de l'adénite strumeuse, puisque l'une et l'autre s'excluent réciproquement, on est frappé de la pauvreté des différences que les auteurs trouvent entre elles. Les seuls caractères distincts que Le Dentu et Longuet peuvent assigner à l'adénite scrofuleuse sont : la réunion en masse des ganglions d'une même région, le volume parfois très-considérable de la tuméfaction, la lobulisation de la tumeur offrant parfois des points plus durs et d'autres plus ramollis, la tendance à l'ulcération de la peau et à une suppuration profonde et intarissable, la cicatrisation laissant des traces profondes et indélébiles fort disgracieuses. Ces caractères différentiels, ne fussent-ils pas inutiles, seraient absolument illusoires.

La tuberculose ganglionnaire ne suit pas toujours des allures aussi classiques que celles qu'on décrit généralement, à tel point que le diagnostic, nous le verrons plus loin, est souvent difficile. Il en est ainsi, surtout dans les cas où elle envahit simultanément plusieurs ganglions dans des régions différentes. Tant qu'il n'y a pas de phénomènes inflammatoires et que les tumeurs grossissent ou restent stationnaires en demeurant aphlegmasiques ou indolentes, on pense bien plutôt à l'adénie qu'à la tuberculose, jusqu'au jour où l'envahissement du poumon ou des méninges vient révéler la véritable nature de la maladie. L'observation suivante, que j'emprunte à Demange (1), en la résumant, est un bel exemple de cette forme de la tuberculose.

(1) *Étude sur la lymphadénie*, Thèse de Paris, 1874.

Tuberculose chronique des ganglions lymphatiques superficiels du cou simulant l'adénie. — Tuberculose miliaire aiguë généralisée.

L..., âgée de 15 ans, entre à l'hôpital Saint-Louis, le 25 mars 1873, au n° 21 de la salle Saint-Thomas. Cette enfant, chétive d'apparence, n'a jamais eu d'accidents scrofuleux dans son enfance, ni gourmes, ni maux d'yeux, ni écoulement d'oreilles; jamais elle n'a fait de maladie sérieuse; ses parents, ses frères et sœurs sont bien portants. Pas d'antécédents scrofuleux ou tuberculeux dans la famille.

Il y a trois ans, il lui est venu au cou, du côté droit, une petite grosseur, non douloureuse, se déplaçant vers la joue; elle a augmenté peu à peu de volume, et, autour d'elle, il s'en est successivement développé de semblables.

A son entrée, on constate dans le triangle sus-claviculaire droit une masse volumineuse qui en occupe toute l'étendue; elle est composée surtout de trois ganglions de la grosseur d'une noix et d'une foule d'autres de grandeur variable; on sent la masse ganglionnaire s'engager sous la clavicule, sous forme de cordons noueux, et, dans l'aisselle, existent plusieurs ganglions hypertrophiés.

Dans le triangle sus-claviculaire gauche, on trouve un chapelet ganglionnaire très-manifeste, mais les ganglions sont bien isolés et le plus gros a le volume d'une noisette. Toutes les autres régions du corps sont respectées.

Le ventre est gros, ballonné. On n'y sent pas de tumeurs; rate et foie normaux; appétit assez bon; quelquefois de la diarrhée. La malade n'est pas encore réglée.

Elle tousse de temps en temps, surtout pendant la nuit, et a des accès d'étouffement qui disparaissent rapidement. Respiration très-régulière; sonorité normale; murmure vésiculaire parfaitement net dans toute l'étendue des poumons. Au niveau de l'espace inter-scapulaire, surtout à droite, bruit de souffle assez dur. Veines superficielles du thorax très-développées, surtout du côté droit; cœur normal; de temps en temps céphalalgie du côté droit.

Le sang, examiné au microscope par la méthode de Malassez, renferme 1 globule blanc pour 220 globules rouges.

En mai, les tumeurs augmentent de volume, surtout au côté droit du cou. Il n'en apparaît pas de nouvelles.

Bientôt des fourmillements apparaissent dans les membres; il y a par moment paralysie complète. A ces accès de paralysie, se joignent des convulsions qui restent d'abord localisées au côté droit. L'enfant tousse, elle a des quintes analogues à celles de la coqueluche; râles muqueux et disséminés; le souffle inter-scapulaire persiste. Amaigrissement, pâleur intense, céphalalgie frontale persistante.

Le 3 juillet, mort dans un accès de convulsions généralisées.

Autopsie. — Les deux poumons sont farcis de granulations tuberculeuses; noyau caséeux au sommet gauche.

Ganglions bronchiques indemnes; les grosses bronches et la trachée sont englobées dans ces masses ganglionnaires qui remontent jusqu'au cou, en enveloppant l'œsophage et les gros vaisseaux. Les nerfs pneumogastriques sont comprimés, comme aplatis dans leurs portions thoraciques; ils sont complétement entourés par les masses ganglionnaires; ulcération tuberculeuse de l'intestin; méningite tuberculeuse.

Ganglions. — Examinés dans les différentes régions, tous présentent le même aspect; ils sont durs, quelques-uns ramollis, caséeux. Dans ceux dont l'altération est au début, on peut reconnaître les dépôts de granulations; des coupes de ces ganglions durcis dans l'acide phénique ont, au microscope, confirmé la nature tuberculeuse des lésions.

On peut rapprocher de cette intéressante observation le fait suivant (1), communiqué à la Société pathologique de Londres, par le docteur Pye-Smith, qui a montré en même temps les pièces anatomiques :

(1) *Primary tubercle of lymphatic glands*, *Med. Times and Gaz.*, 1874, t. II, p. 511.

Une femme de 55 ans, qui toussait et maigrissait beaucoup depuis deux ans, portait une tumeur au-devant du sternum et un abcès au cou. A cette occasion, elle suivit un traitement pendant quatorze jours, et elle fut probablement traitée comme atteinte de syphilis tertiaire. Peu de temps avant sa mort, cette femme fut observée de nouveau. Elle présentait un engorgement modéré des ganglions de l'aine, de l'aisselle et du cou; la tumeur du sternum était évidemment un abcès. État cachectique profond, anémie, émaciation. La maladie suivit rapidement une marche croissante, et la mort arriva presque subitement, par dyspnée, et avec des symptômes d'épanchement pleurétique.

Le diagnostic était difficile. On pouvait avoir affaire à une *pyohémie chronique* ou à quelque production nouvelle. Il ne s'agissait probablement pas de syphilis. A l'autopsie, on trouva, derrière le sternum, une masse épaisse de substance caséeuse. Tous les ganglions étaient caséeux et unis les uns aux autres. Même état des ganglions abdominaux. Il y avait plusieurs nodules dans le petit épiploon ; la plèvre et le péricarde présentaient également des nodules de différentes dimensions.

Au microscope, les ganglions les plus volumineux montraient seulement des débris caséeux et un épaississement des trabécules; les ganglions bronchiques présentaient une infiltration caséeuse par places. Les petits nodules de la plèvre étaient constitués par de petites cellules granuleuses au milieu d'un tissu fibrillaire lâche.

Le docteur Pye-Smith pense que l'affection peut être appelée tubercule, et, s'il en est ainsi, tubercule primitif des ganglions, au milieu desquels ce produit s'est développé, tandis qu'il a épargné les poumons, les follicules de Peyer et le péritoine, et qu'on n'a rencontré de granulations grises nulle part ailleurs. La rate était saine.

Il est à regretter que l'auteur de cette observation ne soit pas entré dans plus de détails. L'âge de la malade et la marche de l'affection feraient tout d'abord penser à la lymphadénie plutôt qu'à la tuberculose; mais, dans ce cas, le fait ne serait pas moins remarquable; car l'abcès du cou, l'abcès pré-sternal et la transformation caséeuse complète de tous les ganglions ne s'accordent guère avec l'évolution habituelle des lymphadénomes.

LYMPHADÉNOMES

Je comprends sous le nom de lymphadénomes toute cette classe de néoplasmes ganglionnaires qui commence à l'hypertrophie simple pour se terminer aux formes les plus malignes du sarcome. Quelles que soient les variétés apparentes de ces tumeurs, elles affectent des rapports trop intimes pour qu'il soit permis de les décrire isolément.

Leur histoire est très-surchargée. Je ne la referai pas entièrement ; on la trouvera dans les revues critiques de Cornil (1), de Spiellmann (2), de Nepveu (3), dans les thèses d'Audineau (4), de Grocler (5), de Goglioso (6), de Darasse (7), dans les articles *Lymphatique* et *Leucocythémie* des deux dictionnaires, et dans celui que Gillette a consacré tout récemment à la pathologie de la région du cou (8). Aussi, loin de me placer au point de vue bibliographique et de citer rigoureusement tous les auteurs, je suivrai seulement les principales

(1) *De l'adénie*, etc. *Arch. gén. de méd.*, t, II, p. 206, 1865.
(2) *De la pseudo-leucémie. Ibid.*, t. II, p. 206, 1867.
(3) *Le lymphosarcome malin. Ibid.*, t. II, p. 79, 1872.
(4) *Du lymphosarcome.* Th. de Paris, 1872.
(5) *Du lymphadénome. Id.*, 1873.
(6) *Histoire du lymphosarcome vrai. Id.*, 1874.
(7) *Contribution à l'histoire du lymphadénome. Id.*, 1876.
(8) *Dict. Encycl. des Sc. méd.*, art. *Cou*, p. 254.

phases par lesquelles ont passé les lymphadénomes. Avant d'aborder l'étude de leurs caractères anatomiques et cliniques, je crois nécessaire de me faire jour au milieu de la multiplicité des doctrines et du véritable chaos de la terminologie.

En 1845, Bennet appela le premier l'attention sur les rapports qui existent entre l'hypertrophie de la rate et des ganglions lymphatiques et une altération du sang caractérisée par l'augmentation du nombre des globules blancs. Un mois plus tard, Virchow signala la même coïncidence. Tous deux, voyant dans cette altération du sang la cause de la maladie, la baptisèrent de noms qui devaient rappeler sa nature. Bennet l'appela *leucocythémie* et Virchow *leucémie.*

Quelques années plus tard, on remarqua qu'il pouvait exister des hypertrophies ganglionnaires généralisées sans qu'il y eût excès de globules blancs dans le sang. La première observation concluante à cet égard est celle de Bonfils (1), qui est restée classique. On reconnut alors que, dès 1832, Hodgkin (2) avait publié des faits qui concordaient de tous points avec ces hypertrophies ganglionnaires sans leucémie. Aussi les Anglais désignèrent-ils la nouvelle affection sous le nom de « *Hodgkin's disease* », qu'elle a conservé, et qu'elle partage encore aujourd'hui chez eux avec celui d'*anémie lymphatique*, créé par Wilks (3). Trousseau, réunissant les faits observés jusqu'à lui, traça un remarquable tableau de la

(1) Soc. méd. d'observation, 1856.

(2) *Med. chir. transact.*, 1832.

(3) *Guy's Hospital reports*, 1856.

maladie, et en fit sous le nom d'*adénie* une espèce pathologique distincte. Enfin Wunderlich, en Allemagne, publia sur elle un travail très-complet ; il n'eut que le tort de créer le mot inutile et défectueux de *pseudo-leucémie*.

Des travaux de cette première période se dégage ce fait, à savoir qu'on peut observer des hypertrophies ganglionnaires généralisées, accompagnées ou non d'une augmentation des globules blancs du sang. De toutes les dénominations que nous avons citées, deux seulement sont encore usitées en France : leucocythémie et adénie.

Mais aujourd'hui, les deux maladies ainsi qualifiées tendent à être confondues en une seule, et l'altération du sang, considérée autrefois comme un caractère distinctif entre elles, n'a plus, à ce point de vue, la moindre valeur. En effet, tandis que Bennet et Virchow voyaient dans cet excès des globules blancs la cause de l'entité morbide *leucocythémie,* il est prouvé maintenant qu'il n'est que secondaire, consécutif aux lésions du système lymphatique ou de la rate. Dès lors, l'hypertrophie du tissu adénoïde tenant la première place, la leucocythémie n'est plus qu'une forme d'adénie, avec leucocytose ; cette leucocytose ne saurait être cause de la maladie, puisqu'elle peut manquer dans des cas où les autres symptômes de la leucocythémie existent. C'est pourquoi l'on a assigné à l'hypertrophie généralisée primitive des ganglions, une autre origine. On la considère comme la manifestation d'un état général, d'une diathèse que Jaccoud a désignée sons le nom de *diathèse lymphogène,* et Ranvier sous celui de *lymphadénie*.

Les manifestations physiques de cette diathèse sont principalement des tumeurs développées aux dépens des ganglions lymphatiques; elle en fait naître aussi dans le tissu adénoïde des viscères, et même dans des organes où ce tissu n'existe pas, tels que le foie, le rein, les os. Mais comme ces dernières affectent encore la structure du tissu lymphoïde, on a pu réunir avec raison toutes les productions nouvelles de la lymphadénie, sous le nom commun de *lymphadénomes*. En effet, de même qu'adénome ne signifie pas tumeur d'une glande, mais tumeur formée de tissu glandulaire, de même le mot lymphadénome s'applique non aux tumeurs des ganglions, mais à toutes celles qui sont constituées par un tissu analogue à celui des glandes lymphatiques, par le tissu adénoïde.

Jusque-là, tout est très-net et très-logique; entre la cause et l'effet, entre la lymphadénie et le lymphadénome, la filiation est facile à saisir et, ce qui est très-important, elle est clairement exprimée; mais une nouvelle période commence, dans laquelle on s'attache avant tout aux lésions locales, aux tumeurs. On est frappé de voir que des engorgements ganglionnaires se développent dans certains régions, au cou notamment, et qu'ils n'offrent pas toujours les allures de l'adénie. Tantôt ils restent plus ou moins longtemps localisés, et évoluent en quelque sorte sur place ; tantôt ils offrent la marche rapide et envahissante des tumeurs désignées en clinique sous le nom générique de cancers. Enfin, le microscope démontre que, dans certains cas, il y a une hypertrophie simple du ganglion, une hyperplasie de tous ses éléments, et que d'autres fois, au contraire, il présente des caractères histologiques qui se rapportent aux différentes formes du sarcome.

Dès lors, sans négliger les rapports qui peuvent unir ces tumeurs à la leucocythémie ou à l'adénie, on se demande si ces rapports sont constants, et s'il n'y a pas lieu d'établir dans la classe des lymphadénomes des catégories distinctes, au triple point de vue étiologique, anatomique et clinique. En France, en Angleterre, en Allemagne, la question des *lymphadénomes chirurgicaux* est vivement discutée, et donne lieu à de nombreux travaux de la part des chirurgiens et des histologistes.

Chez nous, c'est surtout à la Société de chirurgie que le problème a été nettement posé, et qu'on s'est efforcé de le résoudre. Déjà, elle avait eu connaissance de cas se rattachant manifestement aux lymphadénomes ; tels sont les faits de Verneuil et Follin (1), de Panas (2), de Broca (3). Mais ce n'est qu'en 1872 que la question fut l'objet d'une étude spéciale, à propos des observations de Lannelongue, de Trélat et de Panas.

Chez la malade de Lannelongue (4), opérée pour une hypertrophie primitive des ganglions du cou, on trouva que l'altération avait envahi les ganglions du thorax et de l'abdomen. Des tumeurs adénoïdes s'étaient formées dans la rate, le foie, la plèvre, et même dans les os. « L'examen clinique et microscopique, dit

(1) Soc. de chir., 18 mai 1864.

(2) *Ibid.*, 14 octobre 1868.

(3) *Ibid.*, 18 mai 1870.

(4) *Hypertrophie généralisée des ganglions lymphatiques*, *Gaz. des hôp.*, 9 avril 1872.

l'auteur de l'observation, nous a montré que nous avions affaire à cette maladie bien connue que Trousseau a appelée adénie, et que nous appellerons lymphadénome. »

Trélat (1), exposant le cas d'un malade opéré par lui pour la seconde fois d'une tumeur ganglionnaire du cou récidivée, et chez lequel, à l'autopsie, on trouva des généralisations viscérales, posa très-nettement la question en ces termes : « Doit-on considérer comme Trousseau les engorgements ganglionnaires multiples qui ne sont ni de la scrofule, ni de la tuberculose, et les appeler adénie, ou bien les envisager comme la généralisation d'une tumeur sarcomateuse capable de s'étendre dans tous les points du système lymphatique? » Ranvier et Malassez, ayant examiné les pièces, tant les ganglions du cou que les métastases viscérales, conclurent, non pas à un sarcome ganglionnaire généralisé, mais à un lymphadénome ayant évolué dans le sens du sarcome, à un lymphadénome sarcomateux. Je reviendrai, en temps et lieu, sur cette distinction; mais on comprend dès à présent toute son importance, et elle sera plus frappante encore quand nous étudierons les doctrines des Allemands. Rapprochant le fait de Trélat d'autres exemples observés par eux, où des tumeurs développées dans les ganglions s'étaient généralisées de la même façon, Ranvier et Malassez pensèrent que dans tous ces cas il s'agissait de *lymphadénomes;* qu'entre ces derniers on pouvait saisir certaines différences de structure qui permettaient de distinguer les lymphadénomes purs et les

(1) Soc. de chir., 8 mai 1872.

lymphosarcomes, mais, qu'en somme, tous ces faits n'étaient que des manifestations diverses d'une même maladie, la lymphadénie.

Ces conclusions étaient si claires qu'à notre avis, dès cette époque, le problème était résolu. Nous chercherons à le prouver plus loin.

Revenant sur sa communication précédente, Trélat (1) se place sur le terrain de l'opportunité de l'intervention chirurgicale, à propos de ces lymphadénomes sarcomateux qui ne sont pas franchement de l'adénie, avec ou sans leucocythémie. A cette occasion, Verneuil (2) expose le résultat de ses observations sur certaines adénopathies, surtout cervicales, mais qui *à priori*, dit-il, ne sont pas de l'adénie, attendu« qu'il ne s'agit point d'engorgements ganglionnaires se multipliant partout et coïncidant avec la leucocythémie, mais d'engorgements localisés, plusieurs années, dans un point. » La raison tirée de la non-coïncidence avec la leucocythémie, n'a pas une grande valeur; mais je passe. Verneuil admet comme variétés distinctes : 1° l'hypertrophie des follicules clos ; 2° la dégénérescence fibro-plastique des ganglions ; 3° le sarcome, avec deux sous-variétés : le fibro-sarcome et le fibro-adénome; 4° le squirrhe franc des ganglions ; 5° le sarcome très-mou, offrant les caractères de l'encéphaloïde ancien; 6° le cancer primitif dur. De telles distinctions nous paraissent trop subtiles. Que mon excellent maître me pardonne cette critique, mais je suis sûr qu'aujourd'hui il n'hésiterait

(1) Soc. de chir., 7 avril 1872.
(2) *Ibid.*

pas à réunir en deux ou trois groupes, tout au plus, ces innombrables formes de néoplasmes ganglionnaires. D'ailleurs, il reconnaissait que, pour sa part, il ne saurait probablement pas toujours distinguer sur le vivant les variétés qu'il avait reconnues à l'autopsie.

Peu de temps après (1), Panas apporte de nouvelles observations. La plus importante a trait à un lymphadénome de l'amygdale, à un lymphadénome pur, l'examen histologique l'a prouvé, bien qu'il soit souvent difficile de distinguer celui-ci du lymphosarcome. Dans ce cas, d'ailleurs, il y avait augmentation du nombre des globules blancs; cette altération du sang, dit Panas, accompagne les lésions ganglionnaires ou fait défaut, sans que nous sachions à quoi attribuer cette différence, et sans qu'il soit permis pour cela de créer des entités morbides distinctes. Il cite, à l'appui de cette opinion, un fait d'adénite cervicale manifestement strumeuse avec leucocytose, et un autre cas d'adénie classique, c'est-à-dire sans altération du sang. Dans la discussion qui suit l'exposé de ces faits, Trélat reprend la parole. Antérieurement, à une séance de l'Association française pour l'avancement des sciences (2), il avait reproduit les idées que nous connaissons ; il avait de plus distingué deux formes, l'une molle et l'autre dure, du lymphadénome. A la Société de chirurgie, il déclare que : « L'histologie ne nous montre pas les différences qui existent entre les tumeurs leucémiques et les lymphosarcomes. — Ce qu'il y a de particulier dans ces lymphadénomes,

(1) Soc. de chir., 14 août 1872.

(2) *Gaz. des hôp.*, p. 934, 1872.

c'est ce qui a été observé par les médecins de notre temps : une généralisation extrêmement rapide, plus rapide même que celle du cancer. — Certes, il y a des cas où le mal est cancéreux, comme il y a aussi du sarcome ganglionnaire à la suite d'un sarcome développé dans le voisinage. Mais, à côté de ce mal, il y a une hypertrophie spéciale des ganglions, un lymphosarcome qui est un mode de transformation spécial des ganglions et qui a la marche du sarcome, avec tendance à la généralisation rapide ; là est le point culminant de la question. »

D'après ce qui précède, on voit qu'en France, il y a six ans déjà, l'étude clinique de tumeurs souvent distinctes par leurs symptômes et leur marche n'excluait pas la pensée de leur reconnaître une nature commune. On parle de lymphadénomes purs et de lymphosarcomes ; mais le mot de lymphadénome est souvent appliqué à toutes les variétés en général ; il représente l'expression la plus large de la lymphadénie. C'est dans cet ordre d'idées que Grocler (1) publie, en 1873, un excellent travail qu'il intitule simplement : « *Du lymphadénome* », et dans lequel il réunit toutes les espèces anatomiques ou cliniques auxquelles nous avons fait allusion. Enfin, Lancereaux, dans son Traité d'anatomie pathologique, décrivant sous le nom de lymphomes les néoplasies de substance conjonctive réticulée, remarque qu'il importe de grouper et d'étudier ces productions sous un même chef, puisqu'elles constituent une famille anatomo-pathologique des plus naturelles, malgré les noms divers sous

(1) Thèse de Paris, 1873.

lesquels elles ont été décrites, tels qu'adénie, leucémie, lymphome, lymphadénome, lymphosarcome, etc.

Cette tendance synthétique est loin de se retrouver dans tous les travaux contemporains. En Allemagne, où le lymphadénome est surtout étudié par les anatomo-pathologistes, les formes se multiplient, les divisions s'accentuent; la nomenclature devient si embarrassée par les néologismes qu'il faut une extrême attention pour ne pas s'y égarer.

Virchow (1) comprend toutes les tumeurs lymphatiques sous le nom de lymphomes. Il décrit successivement les *tumeurs leucémiques*, les *hyperplasies simples*, qui se rattachent à la maladie de Hodgkin, enfin les *sarcomes lymphatiques* ou *lymphosarcomes* (sarcomes scrofuleux de Langenbeck, sarcomes glandulaires). Mais il est difficile de saisir, dans les descriptions qu'il donne des caractères histologiques, des différences bien nettes entre ces différentes variétés, et on ne peut guère considérer le lymphosarcome que comme un degré plus élevé de l'hyperplasie simple. Lui-même reconnaît, d'ailleurs, que ces tumeurs se rapprochent beaucoup les unes des autres, qu'il y a entre elles des formes de transition : « Les lymphosarcomes, dit-il, présentent le caractère d'une simple hypertrophie ou mieux d'une hyperplasie des glandes; on ne peut donc pas d'emblée les distinguer des simples hyperplasies. » Dans l'anatomie pathologique, il distingue deux formes : la *forme dure*, avec prédominance du tissu connectif; la *forme molle*, caractérisée par la

(1) *Traité des tumeurs*, t. III.

prolifération cellulaire. Les lymphosarcomes se comportent comme les tumeurs malignes, ils se généralisent et donnent lieu à des métastases dans différents organes.

Billroth (1) reconnaît qu'il est très-difficile de délimiter exactement ces néoplasies, qu'il désigne sous les noms impropres d'*adénome* et *adéno-sarcome* des ganglions lymphatiques. L'adénome est la même chose que ce qu'il appelle aussi hyperplasie idiopathique. Celle-ci offre des degrés de multiplicité et de gravité variables, dont les plus élevés répondent parfaitement au lymphosarcome. On se demande donc pourquoi Billroth fait une classe spéciale des adéno-sarcomes, ou sarcomes idiopathiques. « On ne les a observés, dit-il, que dans les tonsilles et les ganglions du cou ; ils sont très-infectieux, et ont une marche très-défavorable ; après l'opération, qui le plus souvent est dangereuse, on observe ordinairement des récidives très-rapides. » Au point de vue anatomique, il s'appuie uniquement sur ce fait, que si la glande sarcomateuse ne montre, au début, que les modifications qu'on observe également dans l'hyperplasie simple, plus tard le tissu réticulé et toute structure glandulaire disparaissent, et à leur place on observe du tissu sarcomateux parfait. Il nous semble qu'une telle distinction crée bien inutilement une espèce nouvelle dans un groupe de néoplasies déjà si encombré.

Sous le titre de *lymphosarcome malin* (pseudo-leucémie), Langhans, de Marburg (2), reprend l'étude des tumeurs ganglionnaires. Il distingue de la leucocy-

(1) *Path. chirurg. générale*, 47ᵉ leçon.
(2) *Virchow's Archiv.*, 11 avril 1872.

thémie un lymphosarcome local, limité, bénin en quelque sorte, et un lymphosarcome malin. On voit qu'ici, dans la première catégorie, le mot lymphosarcome est fort improprement appliqué à une classe de tumeurs dont beaucoup doivent se rapporter plus souvent à des adénites chroniques chez des sujets lymphatiques qu'aux néoplasmes appelés lymphosarcomes par la plupart des auteurs. Dans son second type, Langhans distingue, comme Virchow, deux formes: l'une molle, l'autre dure. La première n'est autre que l'adénie de Trousseau; à la seconde se rapportent les vrais lymphosarcomes, c'est-à-dire les tumeurs débutant généralement par les ganglions cervicaux, et se terminant par la généralisation et les métastases.

Trois ans après Langhans, Winiwarter (1) vient encore compliquer la question. Pour lui, il est vrai, les formes dures et molles ne sont que deux degrés d'une même lésion, et la première succède à la seconde par l'évolution même du processus morbide. Il y a donc là une tendance à des vues plus générales que celles de ses prédécesseurs; mais, dans ce cas, ce n'est plus au lymphosarcome que l'on a affaire, c'est au *lymphome malin*. Le lymphosarcome, qui doit être distingué très-nettement du précédent, est constitué par le développement primitif de tissu sarcomateux dans le ganglion. Ce tissu se dépose, par places, dans la glande, saine d'ailleurs, et qui ne présente aucune trace d'hyperplasie. Voilà donc une nouvelle variété, distincte, qui plus est, du sarcome idiopathique de Billroth. Quant

(1) *Du lymphome malin et du lymphosarcome et de leur traitement*, *Arch. f. Klin. Chir.*, vol. XVIII, 1er fasc., p. 98, 1875; — Analysé dans *Arch. gén. de méd.* 1877, t. CXXXIX, p. 102, et dans *Rev. des sc. méd.*, t. VI, 1er fasc., p. 272.

aux caractères cliniques, Winiwarter attribue au lymphosarcome une évolution plus rapide encore que celle du lymphome malin ; il s'altère et suppure dans ses périodes avancées. A part cela, même siége, même généralisation, mêmes tumeurs métastatiques.

Tel était, en Allemagne, l'état de la question avant les travaux récents de Birch-Hirschfeld (1) et de Cohnheim (2). Ces derniers, heureusement, se sont engagés dans une voix moins étroite que leurs devanciers.

Birch-Hirschfeld reconnaît la confusion qui règne dans la nomenclature des lymphadénomes. Il intitule son travail *Lymphome malin,* mais il ajoute, entre parenthèses, lymphosarcome. Il n'établit donc pas, entre ces deux formes, qui n'en font qu'une pour lui, la distinction subtile de Winiwarter, et s'il n'emploie pas le mot lymphosarcome, c'est, dit-il, qu'il peut donner lieu à la confusion, attendu qu'on a désigné sous ce nom des sarcomes dont la structure offrait le type du tissu des ganglions lymphatiques, alors même que ces tumeurs s'étaient développées primitivement dans d'autres organes. Dans le chapitre de l'anatomie pathologique, il décrit les formes dures et molles du lymphome malin ; mais il fait remarquer qu'il y a bien peu de différence entre elles au point de vue histologique ; le lymphome mou peut devenir dur ; il y a échange entre ces deux formes ; on les trouve quelquefois réunies chez le même malade. Enfin, Birch-Hirschfeld montre les rapports qui unissent le lymphome malin à la leucémie et à l'adénie.

(1) *Das maligne lymphom (lymphosarcom), Handbuch der Spec. Path. und Ther.*, 1876, p. 90.

(2) *Vorlesungen über die Allgemeine pathologie.* Berlin, 1877.

L'observation prouve que l'affection n'est pas seulement du ressort de la chirurgie, mais qu'elle appartient aussi à la pathologie interne.

Cohnheim distingue les hyperplasies leucémiques des lymphomes et des lymphosarcomes, *mais au point de vue étiologique seulement;* aussi peut-on dire que c'est pour les besoins de sa cause qu'il établit cette distinction. Pour lui, en effet, les *tumeurs* proprement dites ont toujours une origine embryonnaire; il y a, dans l'organe malade, une sorte de *malformation* primitive qui ne s'accuse et ne se développe qu'à une période plus ou moins reculée. Aussi, considérant la leucémie comme une maladie générale produite par un agent inconnu qui se comporte comme un agent infectieux, il classe les hyperplasies leucémiques à côté des hyperplasies scrofuleuses, sous le nom d'hyperplasies infectieuses. Mais il pense que la notion étiologique seule peut apporter de la clarté dans le chaos apparent des tumeurs ganglionnaires, et il reconnaît qu'autrement toute distinction est impossible. « Essayez, dit-il, en vous plaçant au point de vue purement anatomique, de définir l'hyperplasie lymphatique, le lymphome, la tumeur lymphatique. Abstraction faite des adénites suppurées, vous avez : 1° des lésions purement locales, l'engorgement simple (tuméfaction avec induration consécutive aux lésions chroniques); 2° le lymphome proprement dit, c'est-à-dire une hyperplasie glandulaire, quelquefois très-volumineuse, plus ou moins dure, qui n'aboutit ni à la suppuration, ni à la caséification, et se développe indépendamment de toute lésion antérieure de la peau et des muqueuses; 3° les hypertrophies ganglionnaires, qui portent simultanément sur un certain nombre de glandes et ont de la tendance à se généraliser ; telles sont : les hyperplasies leucémiques, les tumeurs scrofuleuses et tuberculeuses, les lymphosarcomes. Parmi toutes ces formes, la scrofuleuse seule peut être différenciée anatomiquement par la caséification qui en est le signe pathognomonique. »

Ce n'est pas, on le voit, comme anatomo-pathologiste que Cohnheim distingue entre eux les principaux néoplasmes ganglionnaires. Aussi, laissant de côté sa division étiologique, toute de théorie, et dont nous n'avons pas à nous occuper, nous ne retiendrons que ce fait important : l'unité anatomique des lymphadénomes. L'identité qu'il établit entre le lymphome et le lymphosarcome (vraies *tumeurs* des glanglions) n'est pas moins essentielle à signaler. « Le lymphome et le lymphosarcome sont de même nature, et se comportent l'un envers l'autre comme les tumeurs bénignes envers les malignes. Or, la malignité des tumeurs ne dépend pas de leur structure, elle ne leur appartient pas en propre, elle dépend de l'état général de l'organisme ; la résistance physiologique du tissu sur lequel elles se développent domine leur évolution et leur généralisation. Tant qu'un lymphome reste limité au ganglion dans lequel il s'est développé, il est bénin, alors même qu'il s'accroît rapidement et devient très-volumineux ; il devient malin quand il perfore la capsule d'enveloppe, envoie des prolongements dans les tissus voisins, envahit les vaisseaux et se généralise. On n'a aucune raison légitime de désigner sous des noms différents les deux espèces de tumeurs, et de dire qu'il s'agit, dans le premier cas d'un lymphome, dans le second d'un lymphosarcome. »

Réserves faites, encore une fois, sur les théories étiologiques de Cohnheim, nous ne saurions trop approuver sa tendance à réunir les principales formes des lymphadénomes, dont la distinction avait été si exagérée par ses prédécesseurs.

J'aurai peu de chose à dire des travaux des auteurs anglais. Ce n'est pas qu'on ne trouve, dans les recueils, de nombreux cas de lymphadénomes; et même, depuis deux ans, la question a été à l'ordre du jour à la Société pathologique de Londres. Mais, si l'on a publié des observations, si l'on a montré des pièces et des préparations histologiques, on s'est beaucoup plus attaché aux faits qu'à leur interprétation. On en a la preuve dans un récent « *leading article* » de la *Lancette*, qui résume les derniers travaux de la Société pathologique (1) : « On a produit des pièces qui ont largement mis en lumière l'anatomie pathologique et l'histologie du lymphadénome. Mais il y a plusieurs points que nous aurions été heureux de voir éclaircir. *Lymphadénome* et *maladie de Hodgkin* semblent être employés comme des termes tout à fait synonymes, le premier qualifiant la nature de la tumeur, le second la maladie dans laquelle elle se développe. Mais on s'est à peine demandé s'il n'y avait pas des classes distinctes de lymphadénomes. De telles distinctions ont été reconnues par les observateurs, en Angleterre et sur le continent. Il y a une grande différence entre une tumeur locale, constituée par du tissu adénoïde de nouvelle formation, et un processus hyperplasique

(1) *Lymphatic diseases at the pathological Society. The Lancet*, 27 avril 1878.

général de tous les ganglions; entre ces formes, il y a des degrés intermédiaires, peut-être assez distincts pour être divisés en groupes.

Si quelques orateurs ont reconnu cette distinction, Moxon est le seul qui l'ait clairement définie. Gowers a imaginé d'appliquer le terme de *lymphadénose* à l'état constitutionnel résultant de la participation de tout le système ganglionnaire au processus des tumeurs lymphadéniques; mais on peut se demander encore si toutes les formes de ces tumeurs sont capables de produire la lymphadénose. Greenfield se rapproche de cette manière de voir; il limite le terme de « maladie de Hodgkin » aux cas dans lesquels les tumeurs ont une origine locale, envahissent le système ganglionnaire par infection, et donnent naissance à certains symptômes constitutionnels; mais il n'établit pas une classification complète et distincte. Goodhart, au contraire, essaye une comparaison très-étendue; mais peut-être s'égare-t-il en portant ses vues sur une trop vaste classe de processus morbides. Somme toute, la plupart des orateurs penchent à faire une classe distincte des cas d'adénie ou de lymphadénose, qu'ils regardent la maladie comme due à une tumeur de type spécial ou à son mode de diffusion, ou comme le résultat de ses effets constitutionnels. » Tout cela n'est pas très-net; et le mot nouveau de lymphadénose me semble au moins inutile. On voit que les chirurgiens anglais sont encore loin de s'entendre; leurs tendances dualistes ne paraissent pas ouvrir une voie de progrès; et l'on peut dire, en résumé, que s'ils ont produit des faits pour servir à l'histoire des lymphadénomes, ils ne paraissent pas l'avoir éclaircie.

Je m'aperçois que j'ai donné à cette revue des opinions françaises et étrangères plus de place que je ne pensais lui en accorder; mais je ne le regrette pas. Peut-être, en la parcourant, se sera-t-on convaincu que toutes les catégories de lymphadénomes admises par les auteurs ne reposent que sur des bases bien fragiles, et qu'il est certainement plus sage et plus rationnel de les ramener à l'unité. Il est très-probable, d'ailleurs, que si les histologistes avaient toujours commencé par suivre, au lit des malades, l'évolution des tumeurs qu'ils examinaient au microscope, s'ils avaient toujours décrit parallèlement les symptômes et les caractères anatomiques, ils auraient hésité à établir tant de variétés, parce qu'ils auraient reconnu que les formes anatomiques et cliniques sont loin de concorder constamment et exactement entre elles.

J'aborde donc cette étude avec la conviction que je vais décrire des lésions qui, malgré leurs différences apparentes, ont au fond la même nature, et reconnaissent la même origine. Il y a *une* lymphadénie, et *des* lymphadénomes; nous savons que la multiplicité des effets n'est pas une raison pour conclure à celle des causes. Pour poser nettement le programme que je vais suivre, au double point de vue anatomique et clinique, je ne saurais mieux faire que de reproduire les lignes suivantes, si claires et si précises, que j'emprunte à une leçon de M. Duplay (1) :

« Un ganglion lymphatique se compose de deux éléments associés, l'un *cellulaire*, ou mieux *glandulaire*, et l'autre *conjonctif* et *réticulé*, véritable

(1) *Progrès médical*, 7 octobre 1876.

émanation de la membrane d'enveloppe. Les deux éléments peuvent s'exagérer parallèlement, et l'on donne à cette hypertrophie régulière le nom de *lymphadénome* ou d'*hypertrophie vraie*. — Dans d'autres cas, l'hyperplasie porte sur un seul des éléments, à l'exception de l'autre, et la tumeur qui en résulte est un *lymphosarcome*. Sa consistance indique assez bien lequel des deux éléments a dépassé l'autre, et la prolifération cellulaire produit le lymphosarcome mou, la conjonctive, le lymphosarcome dur. Or, sans que l'histologie ait pu, jusqu'à présent, nous en donner la raison, ces trois formes d'hyperplasie ganglionnaire (lymphadénome, lymphosarcome mou, lymphosarcome dur) sont susceptibles de revêtir les types cliniques les plus dissemblables. En effet, tandis que certaines de ces tumeurs conservent indéfiniment un caractère de bénignité parfaite, d'autres présentent le pronostic le plus grave, soit qu'elles affectent d'emblée la marche des tumeurs les plus malignes, c'est-à-dire qu'elles se généralisent et récidivent sur place, soit qu'elles n'acquièrent ce caractère de malignité qu'après être restées plus ou moins longtemps stationnaires. »

DÉFINITION. LYMPHADÉNOMES GANGLIONNAIRES (LYMPHADÉNOMES CHIRURGICAUX).

On peut désigner sous le nom de lymphadénome *toute tumeur constituée par l'hyperplasie du tissu adénoïde ou par la néoformation de ce tissu dans les parties où il n'existe pas à l'état normal.*

Cette définition a l'avantage de s'appliquer aussi bien aux néoplasmes développés au sein d'un tissu dont ils reproduisent la constitution et l'aspect, qu'à ceux dont les éléments n'ont pas d'analogues dans les organes où ils ont pris naissance.

Les premiers sont les lymphadénomes des ganglions lymphatiques et ceux des organes lymphoïdes (rate, follicules clos, derme muqueux et cutané); aux seconds appartiennent les lymphadénomes du poumon, du foie, du cœur, des reins, des séreuses (plèvre, péritoine, péricarde), des os et des glandes (mamelle, testicule, parotide).

Je n'ai à m'occuper que des lymphadénomes ganglionnaires. Encore peuvent-ils se développer aux dépens des ganglions profonds, thoraciques et abdominaux, ou des ganglions superficiels. Ceux-ci pourraient être appelés lymphadénomes chirurgicaux, tant par leurs caractères extérieurs que par l'intervention thérapeutique qu'ils réclament. Ce nom, bien entendu, ne doit servir qu'à nous désigner les lymphadénomes qui feront l'objet spécial de notre étude, et ne saurait pas être pris dans un autre sens. J'ai déjà dit que, sur le terrain de ces néoplasmes, la médecine et la chirurgie se donnaient la main et demeuraient absolument inséparables.

ANATOMIE PATHOLOGIQUE

Caractères macroscopiques. — Le *volume* des lymphadénomes est très-variable; il dépend, d'ailleurs, de l'époque à laquelle on les examine, mais non de l'âge absolu qu'ils ont atteint. Les uns, en effet, progressent lentement, restent très-longtemps stationnaires; d'autres évoluent avec une grande rapidité et atteignent très-vite un volume considérable; ils peuvent égaler les dimensions d'une tête d'adulte.

Les ganglions hypertrophiés conservent quelquefois leur indépendance respective; plus souvent ils sont unis entre eux et même aux parties voisines par des tractus celluleux assez résistants. Quand ils ne forment qu'une seule masse, celle-ci est plus ou moins lobulée, et présente des saillies en rapport avec le nombre des ganglions envahis.

Leur *consistance* n'est pas moins variable que leurs dimensions. Nous avons déjà parlé des formes molles et dures; nous savons qu'elles peuvent être observées chez un même sujet; ajoutons qu'on peut les rencontrer l'une et l'autre dans des ganglions voisins; bien plus, la même tumeur peut être dure ou molle par places.

A la coupe, dans l'intérieur de la capsule, quelquefois épaissie et adhérente, on aperçoit un tissu grisâtre ou gris rosé, quelquefois un peu plus pâle, avec des points rougeâtres qui correspondent à de petits foyers hémorrhagiques; exceptionnellement, on observe des parties opaques, lardacées, caséiformes; aussi les lymphadénomes n'ont-ils aucune tendance à l'ulcération (Lancereaux). En effet, quand on parle de l'ulcération des lymphadénomes, il faut se rappeler que c'est bien moins sur la tumeur que sur la peau qui la recouvre que porte le processus ulcératif.

A la pression ou par le raclage, on obtient un suc lactescent, plus ou moins abondant, assez analogue d'aspect à celui du carcinome.

Caractères histologiques. — Je puis distinguer ici deux variétés, bien qu'il soit souvent difficile de saisir la transition de l'une à l'autre. Dans la première, l'hyperplasie porte également sur tous les éléments du ganglion; dans la seconde, elle affecte plus spécialement l'élément conjonctif ou l'élément cellulaire. Le premier type peut être appelé lymphadénome simple, le second lymphadénome sarcomateux.

I. *Lymphadénome simple.* (Lymphadénome pur ou bénin, hypertrophie ganglionnaire vraie, hypertrophie idiopathique.) — Il est formé par une trame et des éléments cellulaires. La trame n'est autre chose que le tissu réticulé du ganglion, qui part des capillaires et présente des noyaux ovalaires au niveau des entrecroisements; les mailles de ce réticulum emprisonnent les cellules lymphatiques. Les vaisseaux sanguins sont remplis tantôt de globules rouges, tantôt de globules blancs, suivant que l'hypertrophie ganglionnaire s'accompagne ou non de leucocytose. La première variété constitue les *lymphomes anémiques,* la seconde les *lymphomes leucémiques* de Lancereaux.

Dans les mailles du réticulum, comme dans le suc qu'on en exprime, on trouve des cellules de différentes dimensions, et contenant des noyaux plus ou moins abondants. Les plus petites, arrondies, de 10 mm., n'en renferment qu'un seul; on en voit plusieurs dans celles qui mesurent 20 mm. D'autres enfin, plus volumineuses encore, sont chargées de noyaux. Ces cellules contiennent, par place, du pigment sanguin, à différents degrés de coloration, comme celui qu'on trouve dans la pulpe splénique. On observe aussi quelques cellules d'apparence fusiforme, en réalité aplaties, contenant des noyaux ovalaires et provenant de la paroi des vaisseaux. On reconnaît enfin des globules rouges et des noyaux libres de différents diamètres, ces derniers résultant de la déchirure des cellules qui les contenaient. « Ces éléments obtenus par le raclage, disent Ranvier et Cornil (1), auxquels j'emprunte ces détails, ne donnent que des notions insuffisantes sur la nature de la tumeur, et ne peuvent pas la différencier des sarcomes et des carcinomes encéphaloïdes, dont souvent on ne pourrait pas la distinguer non plus à l'œil nu. »

Ainsi, c'est surtout dans la disposition réciproque des éléments et dans la présence du réticulum que consistent les caractères spécifiques du lymphadénome simple.

L'examen qu'a fait Malassez d'une tumeur semblable, présentée par Bourdon à la Société anatomique en 1872, et dont Bergeron (2) a publié l'observation, se rapporte de tous points à la description précédente.

II. *Lymphadénome sarcomateux* (3). (Lymphosarcome, lymphadénome malin.) — Cette forme ne paraît être qu'un degré plus avancé de la précédente, dont

(1) *Manuel d'histol. path.*, t. I.

(2) Thèse citée.

(3) Je n'emploie, en anatomie pathologique, l'expression de lymphadénome sarcomateux que pour montrer la filiation qui existe entre les différentes variétés de ces néoplasmes. En clinique, je dirai comme les auteurs actuels, lymphosarcome; ou même j'emploierai le nom générique de lymphadénome, car je crois qu'il est très-difficile, sinon impossible, de diagnostiquer sur le vivant les caractères anatomiques des tumeurs, et de savoir s'il s'agit d'une hyperplasie simple ou à forme sarcomateuse; sans compter que ces deux formes se trouvent très-souvent réunies l'une à l'autre chez le même sujet.

elle diffère surtout en ce que l'hyperplasie porte plus spécialement sur les cellules ou sur l'élément conjonctif, d'où les variétés molles et dures des auteurs.

a. Dans le *lymphadénome sarcomateux mou* (lymphome mou de Virchow, lymphosarcome à grosses cellules de Ranvier), la prolifération cellulaire est le point essentiel, et c'est elle seule qui le distingue du lymphadénome simple. Ces cellules, dont quelques-unes ne diffèrent souvent pas des cellules lymphatiques ordinaires, sont pour la plupart beaucoup plus volumineuses; elles peuvent avoir de 15, 20 à 23 mm.

Elles sont plates ou polyédriques; elles renferment un ou plusieurs noyaux. Ceux-ci contiennent également un ou plusieurs nucléoles, ronds ou allongés, et assez volumineux. Ces cellules sont entourées par les mailles du réticulum, qui a conservé ses caractères normaux. Les aréoles sont tantôt uniquement remplies de ces grandes cellules, tantôt de grandes cellules mélangées à des cellules lymphatiques ordinaires, çà et là de ces dernières seulement. La conservation du fin réticulum ganglionnaire permet de distinguer la tumeur du tissu carcinomateux, dans lequel les parois des alvéoles sont toujours plus épaisses, et où les vaisseaux, au lieu d'être en rapport direct avec les éléments cellulaires, sont situés dans l'épaisseur des parois alvéolaires (Ranvier et Malassez) (1).

Pour Billroth, le processus hyperplasique porte non-seulement sur les cellules contenues dans les alvéoles, mais aussi sur les cellules du tissu conjonctif. Aussi

(1) Examen hist. du cas rapporté par Trélat à la Soc. de chir.; *Gaz. des hôp.*, 1872, p. 460.

donne-t-il à ce qu'on appelle généralement la forme molle le nom de *forme indurative*, terme très-défectueux, surtout en ce qu'il prête à la confusion. Sa forme indurative, en effet, tient à la fois à la précédente par sa structure cellulaire et à la suivante par le siége du processus morbide.

b. Le *lymphadénome sarcomateux dur* (lymphome dur, lymphosarcome à gros réticulum de Ranvier et Malassez). On l'observe moins souvent que le lymphadénome mou. Ici, c'est le tissu conjonctif qui est le siége du travail néoplasique. La capsule fibreuse de la glande est épaissie, ainsi que les cloisons qui en partent et les fibrilles du réticulum; les cellules disparaissent de plus en plus, à mesure que le tissu conjonctif s'hypertrophie; il se fait, en somme, une véritable *sclérose* du ganglion.

Variétés. *a*. Le *sarcome mélanique* des ganglions lymphatiques est excessivement rare. A deux faits rapportés par Cornil, Le Dentu et Longuet (1) ajoutent un cas observé en 1872 par Lannelongue. Une coupe pratiquée au milieu de la tumeur montra qu'elle était composée de tissu mélanique; l'examen histologique fit reconnaître que toute la masse était composée d'une série de ganglions sarcomateux et mélaniques, réunis les uns aux autres par des travées fibreuses néoformées, infiltrées elles-mêmes de matière noire. Gillette (2) rapporte deux cas analogues, l'un dû à Nélaton, l'autre présenté à la Société anatomique par Léger, en 1875.

b. Quelquefois le sarcome ganglionnaire se présente

(1) *Loc. cit.*
(2) *Loc. cit.*

sous forme d'une tumeur à *petites cellules*. C'est ce qui résulte de l'examen des faits publiés par Schulz (1) sous le nom de *carcinome desmoïde* des ganglions. En lisant la description qu'il donne et en regardant les planches qui l'accompagnent, on peut se convaincre qu'il ne s'agissait pas de carcinomes, dans le sens histologique du mot, mais seulement d'une variété de tumeurs sarcomateuses.

c. Le *sarcome alvéolaire épithélioïde des ganglions lymphatiques*, de Zahn (2), occupe un rang très-mal défini parmi les néoplasmes. C'est, dit-il, une tumeur qui présente les plus grandes analogies avec le cancer, mais qui en diffère essentiellement par son origine et son développement, car elle peut avoir pour point de départ une hyperplasie du tissu glandulaire. Des alvéoles très-nets sont remplis d'une masse protoplasmique finement granulée, englobant une quantité de noyaux; sur les bords de cette masse, on distingue quelques cellules, le plus souvent fusiformes, d'aspect épithélioïde; un certain nombre ont subi la métamorphose colloïde. Dans certains points, la tumeur perd son aspect alvéolaire, et il est manifeste qu'elle est constituée par du tissu glandulaire modifié.

A cette forme nouvelle de tumeurs, Zahn adapte une théorie qui ne l'est pas moins. La glande subit une irritation, ses cellules se multiplient; les fibrilles du réticulum et les vaisseaux des follicules, gênés dans leur nutrition, s'atrophient; les cellules lymphatiques perdent leur noyau, se fusionnent, et donnent lieu

(1) *Archiv. der Heilkunde*, 1874, XV, p. 193.
(2) J. Zahn, de Chicago, *Archiv. der Heilkunde*, 1874, p. 143.

ainsi à la formation des masses protoplasmiques. Celles-ci se détruiraient bientôt, si la formation de nouveaux vaisseaux dans les grosses trabécules qui ont persisté et constituent les parois alvéolaires, ne venait y réveiller l'activité nutritive; sous cette influence, de nouveaux noyaux se développent dans les masses protoplasmiques et deviennent le point de départ de formations cellulaires.

Le titre sous lequel Zahn a fait paraître son travail devait attirer notre attention; si j'en ai extrait les lignes qui précèdent, c'est d'abord parce que je ne l'ai trouvé cité ni analysé nulle part, ensuite et surtout pour montrer une fois de plus combien il serait facile, à ne tenir compte que des descriptions et des théories de certains histologistes, de se perdre complétement au milieu des néoplasmes ganglionnaires.

Je le répète, les variétés anatomiques que j'ai exposées, et toutes celles qu'on peut observer exceptionnellement, ne sont que des degrés d'un même processus. De même, depuis que nous connaissons le lymphosarcome, je ne vois pas de raison nécessaire pour admettre encore un sarcome primitif des ganglions, très-rare disent les auteurs, qui pourtant ne laissent pas que de le signaler. Entre ces deux faits, qu'un ganglion devient sarcomateux ou qu'un sarcome se développe dans un ganglion, la distinction est par trop subtile, et je ne crois pas qu'elle mérite d'être conservée. Pour nous, lymphosarcome et sarcome primitif auront donc absolument la même signification.

Lymphadénomes non ganglionnaires. Lésions de voisinage. Je me borne à rappeler que les lymphadénomes développés en dehors du système ganglionnaire, et qui peuvent précéder, accompagner ou suivre ceux des ganglions, sont tout à fait analogues à ces derniers par leur structure. On connaît les organes qu'ils affectent de préférence ; les décrire plus longuement serait sortir de mon sujet. De même, je dois passer sur les lésions que les lymphadénomes déterminent dans les organes voisins, en tant que tumeurs simplement, et qui ne diffèrent en rien de celles qu'on observe dans des productions de toute autre nature. Je n'en parlerai qu'à propos de la physiologie pathologique et de la symptomatologie.

PHYSIOLOGIE PATHOLOGIQUE.

Dans la grande majorité des cas, les lymphadénomes se montrent primitivement au cou, notamment dans la région sous-maxillaire et parotidienne. Ils peuvent débuter aussi par les ganglions carotidiens ou sus-claviculaires. Moins souvent ils apparaissent d'emblée dans les ganglions thoraciques ou abdominaux, dans ceux de l'aisselle ou de l'aine. L'amygdale, qui est un véritable ganglion lymphatique, est assez souvent le point de départ des lymphadénomes.

Quand la maladie n'atteint d'abord qu'un seul ganglion, il est rare que ses voisins ne se prennent pas plus ou moins rapidement. La masse de la tumeur est presque toujours formée d'un plus ou moins grand nombre de ganglions réunis. Chez la malade opérée par Lannelongue, on n'en extirpa pas moins de douze.

Les tumeurs ne tardent pas, en général, à contracter des adhérences entre elles et avec les organes environnants. Elles s'unissent d'abord par leurs coques fibreuses, puis plus tard par leur partie centrale, quand les capsules se perforent, envahies par le processus sarcomateux. Dans un cas de Dolbeau (1), au centre d'une énorme tumeur formée de plusieurs ganglions agglomérés et soudés ensemble, on en trouvait quelques-uns qui avaient conservé leur indépendance. Quant à leur adhérence avec les parties environnantes, elle est importante à connaître, car on conçoit quelles difficultés elle peut apporter à leur ablation et de quels accidents elle peut être cause. Mais il ne faut pas croire qu'il sera toujours facile de s'en rendre compte; souvent, en effet, on trouve adhérents des lymphadénomes qu'on avait crus mobiles; dans ce cas, la masse morbide est liée à des organes qui peuvent encore glisser sur les plans plus profonds, de telle sorte qu'il est impossible de soupçonner cette particularité en explorant la tumeur. C'est ce qui se produit quand celle-ci est unie à des organes mobiles comme les vaisseaux ou les nerfs. D'autres fois, elle acquiert un certain degré de fixité en contractant des adhérences avec des parties immobiles, avec les os, par l'intermédiaire du périoste. On a vu des tumeurs fixées au maxillaire, au sternum.

Les lymphadénomes n'ont pas seulement de la tendance à s'unir aux parties environnantes; à mesure qu'ils prennent du développement, ils les déplacent et les compriment. Les vaisseaux, les nerfs sont déjetés, aplatis; le larynx et la trachée sont déviés de la ligne médiane.

(1) Thèse de Darasse, p. 60.

Enfin, ces tumeurs, comme toutes les tumeurs malignes, peuvent aussi envahir, détruire le tissu même des organes qui leur sont contigus. Dans un cas de Grocler (1), lorsqu'on chercha, à l'autopsie, à enlever la tumeur très-adhérente aux parties profondes en faisant quelques tractions qui ne dépassaient certainement pas celles que l'on fait sur le vivant en pareil cas, le pneumogastrique et la carotide primitive cédèrent sur une étendue de 10 centimètres. On a vu également les lymphadénomes perforer la paroi des vaisseaux, et se prolonger dans leur intérieur; inversement, dans un cas observé par Fouilhoux (2), c'était le sang qui avait formé dans la tumeur un véritable anévrysme.

L'accroissement des lymphadénomes n'a rien de régulier; quelquefois même on les voit diminuer, ou disparaître complétement, par places, d'une manière spontanée. Mais cette disparition n'est que momentanée, et d'autres tumeurs se développent dans le voisinage ou dans des régions plus ou moins éloignées. Il est très-probable que ces cas se rapportent à des degrés encore peu avancés du processus hypertrophique, à des lymphadénomes purs. Le plus souvent, les tumeurs augmentent soit progressivement, soit par poussées successives; elles peuvent rester un certain temps stationnaires, puis, sans cause apparente, reprendre leur mouvement de croissance. En somme, il n'y a rien de fixe dans leur mode d'évolution. L'envahissement de proche en proche, d'un ganglion aux ganglions voisins ou d'une région à une autre, du cou au mé-

(1) Thèse citée, p. 47.
(2) Thèse de Darasse, p. 17.

diastin par exemple, paraît se faire suivant le cours de la lymphe. Quant aux généralisations, elles n'obéissent à aucune loi.

Le tissu des lymphadénomes n'a qu'une faible tendance aux altérations régressives. Cependant, on y remarque quelquefois la dégénérescence caséeuse; elle débute par le centre de la tumeur ou par points isolés, qui ont alors l'aspect de petits noyaux blanchâtres disséminés dans l'épaisseur du ganglion. Dans les lymphadénomes purs, l'ulcération est très-rare; elle est plus fréquente dans les lymphosarcomes. Les téguments se détruisent au niveau du point le plus saillant de la tumeur, et elle apparaît à l'extérieur sous forme d'un champignon ou de bourgeons exubérants, ou bien elle reste de niveau avec les bords de l'ulcération; mais on ne voit pas celle-ci se creuser comme dans le cancer vrai, par destruction et élimination de la masse morbide elle-même.

ÉTIOLOGIE.

L'étiologie des lymphadénomes est encore à faire. Nous savons que la leucocythémie, l'adénie, les lymphosarcomes, n'occupent qu'une seule et même place dans le cadre nosologique; mais c'est tout. S'il fallait dire pourquoi la cause première, la diathèse lymphogène, ou lymphadénie, localise de préférence ses manifestations initiales dans la rate, dans les ganglions ou dans d'autres organes, nous demeurerions sans réponse.

On peut bien admettre, avec la plupart des auteurs, que des ganglions antérieurement atteints par des processus irritatifs représentent un terrain plus favorable au développement de ces tumeurs. C'est ainsi qu'on s'est appuyé sur la fréquence des adénopathies cervicales d'origine inflammatoire, pour expliquer la prédisposition des ganglions du cou aux hyperplasies lymphadéniques. Ce début de la maladie, dans une région où la résistance physiologique est diminuée, s'il n'a rien que de très-naturel, ne nous explique nullement les conditions primitives, essentielles, de son développement; sans compter qu'elle apparaît très-souvent dans des points où une semblable cause ne saurait être invoquée.

La scrofule ne paraît avoir aucun rapport avec la lymphadénie. Dans bon nombre de cas, on n'a pas noté d'antécédents scrofuleux. Les rapports que les Allemands ont établis entre la scrofule et la lymphadénie tiennent uniquement à ce qu'ils reconnaissent à toutes les néoplasies une origine irritative, et que, faute de mieux, ils ont attribué cette cause aux lymphadénomes comme aux engorgements scrofuleux.

La syphilis ne paraît pas avoir plus d'influence, bien qu'elle ait été spécialement notée par Wunderlich. D'ailleurs, le mercure et l'iodure de potassium restent sans aucun effet sur les lymphadénomes.

Dans quelques cas on a signalé l'intoxication palustre, la coïncidence avec l'asthme ou avec le puerpérisme (Birch-Hirschfeld).

Enfin l'alcoolisme, comme toujours, n'a pas manqué d'être mis en cause. Sans doute, on peut compter avec lui, mais au même titre qu'avec toutes les causes de faiblesse, de débilitation générale, causes qui sont loin d'ailleurs de se retrouver dans la plupart des observations, car l'on a affaire, très-souvent, aux individus les plus robustes.

Le lymphadénome est plus fréquent chez les hommes, dans le rapport de 2 à 1 environ. L'âge où on l'observe le plus fréquemment varie de 25 à 35 ans. Il n'est pas rare cependant de le constater chez des enfants de 5 à 12 ans, ou chez des sujets plus âgés. Birch-Hirschfeld en a vu un cas chez un homme de 72 ans. Récemment, Gowers (1) a repris cette statistique. Comparant la leucocythémie splénique à l'adénie (primary glandular disease), il a trouvé qu'on rencontrait, chez des hommes, les deux tiers des cas de leucocythémie et les trois quarts de ceux d'adénie. Il a comparé également la mortalité, dans ces deux maladies, aux différents âges; voici ce tableau, qui indique implicitement la fréquence relative des lymphadénomes aux différents âges, puisqu'il donne celle de la mortalité.

	Leucocythémie splénique.	Adénie.
	Pour cent.	Pour cent.
Au-dessous de 10 ans.........	4	16
Entre 10 et 20 ans...........	10	14
— 20 et 30 —	23	20
— 30 et 40 —	30	15
— 40 et 50 —	23	5
— 50 et 60 —	9	22
— 60 et 70 —	4	7
— 70 et 80 —	3	3

Bien que nous ne fassions de la leucocythémie et de

(1) *The Lancet*, 30 mars 1878, p. 463.

l'adénie qu'une seule et même affection, il n'en est pas moins intéressant pour nous de constater à quelles périodes de l'existence la diathèse lymphogène exerce de préférence son action sur la rate ou sur le système ganglionnaire; d'autant plus que ce sont à peu près les seuls renseignements, on a pu s'en assurer, que nous soyons en mesure de fournir sur l'étiologie des lymphadénomes.

SYMPTOMES.

Le début des lymphadénomes ganglionnaires est marqué par l'apparition d'une petite tumeur mobile, roulant sous le doigt, élastique, indolente, d'une *glande* en un mot, comme disent les malades, et dont ils s'aperçoivent par hasard en portant la main dans la région qui en est le siége. Ils ne s'en inquiètent pas tout d'abord, ou rapportent son développement à quelque lésion vulgaire de voisinage, telle qu'une écorchure, une carie dentaire. Tant que le volume de la tumeur reste minime, ils y attachent si peu d'importance que le chirurgien est rarement appelé, à cette première période, à faire un diagnostic ; diagnostic d'ailleurs difficile, sinon impossible, sauf les cas où de semblables tumeurs ganglionnaires apparaissent simultanément sur plusieurs points, et où cette multiplicité peut faire penser qu'il ne s'agit plus d'un simple lésion locale.

Le lymphadénome peut ainsi rester stationnaire pendant assez longtemps, sans dépasser le volume d'une noisette ou d'une petite noix. Cela peut durer plusieurs mois ; mais rarement une année se passe avant que l'affection ne fasse de nouveaux progrès. Le plus souvent un ou plusieurs ganglions voisins s'hypertrophient à leur tour; on se trouve alors en présence, soit d'une masse lobulée, composée encore de noyaux distincts, soit d'un cordon de tumeurs étendu en longueur, d'un véritable chapelet ganglionnaire, suivant que les glanglions envahis sont plus ou moins rapprochés les uns des autres. Moins souvent l'hyperplasie reste limitée au ganglion primitivement atteint, qui peut acquérir les dimensions d'un œuf, ou même grossir plus encore, avant que d'autres ne soient pris.

En général, cette période n'est marquée par aucun trouble dans la santé générale. Il n'y a pas de fièvre; les fonctions s'exécutent régulièrement. Les téguments qui recouvrent la tumeur sont intacts; celle-ci est toujours indolente; tout au plus peut-elle gêner par son volume, en rendant difficiles certains mouvements, ceux de la mâchoire ou du cou, par exemple. Quelquefois même, elle peut diminuer spontanément dans de telles proportions qu'on croirait volontiers à sa disparition prochaine. On a vu aussi ce phénomène se produire à la suite d'une affection intercurrente, d'un érysipèle par exemple. Rien jusqu'alors ne pourrait faire soupçonner qu'il s'agisse d'une affection aussi grave que le cancer le plus avéré; cette insidieuse bénignité est le caractère de la plupart des lymphadénomes au début.

Ce premier stade est quelquefois très-court; chez la malade de Lannelongue, en quatre mois la tumeur avait atteint un tel volume qu'elle s'étendait depuis l'oreille gauche jusqu'à la clavicule, dont elle dépassait le niveau.

Quoi qu'il en soit, un moment arrive où de nouveaux phénomènes se passent dans la tumenr. Elle continue à prendre un volume plus considérable, et, quand ce développement est rapide, ce qui se voit surtout dans les formes molles du lymphosarcome, on note quelquefois un peu de fièvre, des élancements, des douleurs à type périodique (Langhans). Les ganglions, jusqu'alors isolés, s'accolent, se fondent entre eux; ils ne forment plus qu'une seule masse, bosselée à sa surface, et la main qui l'explore ne peut plus distinguer que ces saillies superficielles; leur consistance n'est pas uniforme; elle varie d'un point à un autre; ici elle est ferme, très-dure, comme fibreuse; là elle est molle, presque fluctuante. C'est à cette époque de la fusion des différentes parties de la tumeur entre elles, qu'elle tend à s'unir aux organes voisins, qu'elle les englobe dans son épaisseur, et qu'ils contractent ainsi avec elle des rapports intimes qui faciliteront leur envahissement, leur destruction par le tissu même du néoplasme.

Le volume des lymphadénomes peut atteindre de si grandes proportions, que les mouvements des parties qu'ils occupent sont complétement entravés. Quand le cou est envahi par une de ces masses qui s'étendent de la région parotidienne à la clavicule, il est absolument immobilisé, surtout si la lésion est bilatérale; les mâchoires s'abaissent à peine, la mastication devient impraticable. Les tumeurs de la racine des membres ne causent guère de gêne fonctionnelle que quand elles sont très-volumineuses. De Morgan (1) a enlevé

(1) *The Lancet*, 1871, t. I, p. 411.

chez un homme de 55 ans un lymphosarcome axillaire qui obligeait le malade à tenir le bras écarté du tronc à angle droit.

Mais les symptômes les plus graves sont dus à la compression qu'exercent les tumeurs sur les organes importants qui les environnent.

Au cou, le larynx et la trachée sont déjetés, déviés ; mais c'est surtout dans les cas de lymphadénomes bilatéraux qu'ils sont aplatis et comprimés ; autrement, ils conservent la plupart du temps un calibre suffisant pour le passage de l'air, et les phénomènes de dyspnée et de suffocation s'expliquent mieux par la compression de la portion intra-thoracique de l'arbre aérien, par les lésions des nerfs, ou par l'épanchement pleural qu'il est si fréquent d'observer.

Le pharynx et l'œsophage échappent très-souvent aux effets de la compression, et ordinairement la déglutition s'opère avec assez de facilité, sauf, bien entendu, quand l'amygdale elle-même est envahie. Dans ce cas, on peut observer, en outre, des troubles de l'ouïe que le voisinage de la trompe d'Eustache explique suffisamment.

Le refoulement de la carotide et de la jugulaire interne contre le plan résistant des vertèbres cervicales, peut donner lieu à des accidents d'anémie ou de congestion cérébrale. Les artères résistent plus longtemps que les veines, et au début, elles soulèvent la tumeur à laquelle elles communiquent leurs battements ; d'ailleurs, ce n'est pas tant lorsque celle-ci est très-volumineuse qu'elle exerce cette influence sur les vaisseaux, que lorsque, même au début, elle est fortement bridée par les aponévroses et par les muscles.

La compression du pneumogastrique occasionne des troubles respiratoires et cardiaques ; celle du récurrent, la raucité de la voix ou l'aphonie ; celle du grand sympathique, des phénomènes oculo-pupillaires (1), le rétrécissement de la pupille, la congestion de la conjonctive (2).

A la racine des membres, à l'aine, à l'aisselle, au creux sus-claviculaire, mêmes phénomènes. Œdème plus ou moins considérable, affaiblissement du pouls, douleur, fourmillements, perte de la sensibilité. Dans un cas de Le Double et Garnier (3), il y avait anesthésie complète dans la zone du nerf cubital.

Dans le médiastin, dans l'abdomen, les symptômes sont ceux de toutes les tumeurs de ces régions. Ils n'ont rien de propre aux lymphadénomes, et sont trop connus pour que j'en fasse ici l'énumération. J'y reviendrai, d'ailleurs, à propos du cancer des ganglions. (Voy. p. 94.)

La dernière période de l'évolution des lymphadénomes est marquée, au point de vue des caractères locaux, par l'augmentation toujours croissante du volume des tumeurs, et finalement par leur ulcération. L'état général est aussi profondément modifié. Les malades sont faibles, amaigris, pâles, couleur de cire ; c'est l'*anémie lymphatique* de Wilks dans toute l'acception du mot. C'est à cet état anémique qu'est due, sans doute, l'aménorrhée qu'on a notée dans plusieurs cas. On peut aussi observer la leucocythémie, bien

(1) Poiteau, *Des lésions de la portion cervicale du grand sympathique.* Thèse de Paris, 1869.

(2) *Obs. de Valtat.* Thèse de Bergeron.

(3) *Progrès médical,* 1876.

que les lymphadénomes se multiplient, se généralisent même très-souvent sans déterminer cet excès des globules blancs. Tout est si irrégulier dans l'histoire de ces tumeurs, que l'examen du sang pourra seul faire reconnaître cette complication. Elle peut faire défaut, nous le savons, dans les cas de lymphadénomes les plus généralisés, comme elle peut coïncider avec une seule tumeur, même de moyen volume. Je me rappelle avoir observé, en 1871, dans le service de M. Verneuil un jeune homme qui portait au côté droit du cou, depuis peu de temps, un lymphadénome de dimension très-ordinaire, sans aucune autre manifestation dans une région quelconque, et dont le sang renfermait déjà un nombre considérable de globules blancs.

Enfin les tumeurs se multiplient, elles envahissent le médiastin, les poumons, le foie, la rate, les ganglions mésentériques; l'état cachectique où sont plongés les malades s'accentue de plus en plus : on voit apparaître la diarrhée, les vomissements, les sueurs profuses; des accès fébriles à type intermittent ou rémittent. Des hémorrhagies surviennent, soit à la surface ulcérée de la tumeur, soit sous forme d'épistaxis, de purpura, de mélæna. La dyspnée augmente ; des épanchements se produisent dans la plèvre, dans le péritoine. Finalement la mort arrive, soit par suite de la faiblesse et du dépérissement général, le plus souvent par asphyxie.

Tel est le tableau de l'évolution ordinaire des lymphadénomes ganglionnaires. Il est très-incomplet, sans doute, mais il est si connu que j'ai cru devoir n'en présenter que les principaux traits; d'autant plus que je donne ici quelques observations, encore inédites, et qui montrent la maladie sous ses aspects les plus frappants, mieux que ne pourrait le faire la description didactique la plus étendue. Je les dois à l'obligeance de MM. Bellouard, Pauffard et Barthélemy, internes des hôpitaux. Elles ont trait à des lymphadénomes développés primitivement soit dans l'aisselle, soit au cou. Qu'on y ajoute un fait remarquable de lymphadénome inguinal observé dans le service de M. Gosselin, par Goglioso (1), et on se fera facilement une idée de la maladie dans les diverses régions où elle peut prendre naissance.

I. — *Hypertrophie des ganglions lymphatiques des aisselles (Lymphadénomes axillaires). Lésion moins avancée à gauche. Extirpation des tumeurs de l'aisselle droite; Guérison* (Bellouard).

M. D..., de Strasbourg, 63 ans, vient à Paris au mois d'avril 1878, pour se faire enlever des tumeurs auxquelles les chirurgiens de son pays ont refusé de toucher.

M. Oulmont, auquel s'adresse d'abord le malade, appelle M. le professeur Richet en consultation.

On constate dans les deux aisselles, mais surtout dans l'aisselle droite, sur laquelle le malade attire uniquement l'attention, un gonflement irrégulier, formé par des bosselures volumineuses, à surface arrondie, lisses, offrant, au toucher, une certaine résistance, mais pas de dureté. Ces bosselures sont agglomérées, reliées entre elles, et semblent former une masse compacte; mais en palpant plus attentivement, on voit que leur fusion est loin d'être complète, et qu'elles ont, au contraire, gardé pour ainsi dire leur individualité propre. En prenant la masse à pleine main, on la fait assez facilement mouvoir pour qu'il soit évident qu'aucune adhérence n'existe soit avec les os, soit avec les parties

(1) Thèse citée, p. 61.

molles profondes, soit encore avec la peau ; celle-ci d'ailleurs n'offre aucune modification de structure, ni de coloration à ce niveau.

La lésion n'occupe pas seulement l'aisselle : elle a gagné, plus haut, le creux sous-claviculaire, dont la dépression est remplacée par une saillie anormale.

N'étaient une certaine gêne et une certaine faiblesse que le malade éprouve dans les mouvements d'adduction du bras, il n'y aurait presque aucun symptôme pour témoigner de l'affection. Pas de douleurs, pas de fourmillements, ni de refroidissement, ni de changement de couleur de la peau du bras, ni de gonflement œdémateux. La santé générale, qui n'a jamais été troublée, ne paraît nullement atteinte en ce moment. Seule, la gêne dont nous avons parlé et l'accroissement constant du gonflement décident le patient à réclamer les secours du chirurgien.

L'opération consiste en une incision longue de 0m08 environ, allant du sommet de l'aisselle vers la paroi interne de la région, le bras étant dans l'abduction avec élévation. Cette incision, faite au bistouri, est largement suffisante pour permettre d'extirper, en les énucléant avec les doigts, une quantité considérable de ganglions lymphatiques de toutes dimensions. Il y en a de gros comme de petites noisettes, de gros comme des œufs de poule, avec tous les intermédiaires entre ces deux limites. La plupart sont uniquement formés de tissu lymphoïde. Seuls, les plus volumineux offrent, au milieu ou en divers points de leur masse, des îlots jaunâtres, qui rappellent l'aspect du tubercule ramolli.

Cette opération se fait sans lésion de vaisseaux; aucune ligature n'est posée. On panse avec des bourdonnets de charpie, imbibés d'alcool pur; la cavité de la plaie en est complétement remplie. Pas de réunion par suture. Au bout de quinze jours la guérison est complète, sans aucune complication chirurgicale. On n'a pas touché à l'aisselle gauche, la lésion n'est pas assez développée.

Ce malade, qui est sujet depuis assez longtemps à des accès d'asthme, a failli succomber dans une de ces crises, le lendemain de l'opération. Le traitement par l'iodure de potassium et l'extrait thébaïque a triomphé de ces accidents.

II. — *Lymphadénomes multiples* (cou, aisselle, etc.) (Pauffard).

Bourgeois (Auguste), 20 ans, jardinier, très-lymphatique, entre à la salle Saint-André (Necker), n° 18, service de M. le professeur Guyon, le 4 juillet 1877, pour une tumeur énorme de la moitié droite du cou, compliquée d'œdème du bras droit et de troubles respiratoires profonds.

De petite taille, blond, assez chétif, il n'a jamais été sérieusement malade jusqu'à l'âge de 17 ans; mais, à cause de son état, il a l'habitude, depuis l'âge de 13 ans, de coucher de temps en temps sur le quai aux Fleurs, exposé ainsi à la pluie et au froid.

Sa mère est bien portante, mais elle a un eczéma aux jambes et des varices; père aliéné, sœur bien portante.

Jamais d'attaques franches de rhumatisme; quelques douleurs erratiques dans les membres et aux jointures, particulièrement aux époques du froid et de l'humidité; gourmes dans l'enfance; pas d'abcès froids ganglionnaires; pas d'autres manifestations strumeuses.

Il y a trois ans, il a vu survenir au côté gauche du cou, sans cause appréciable, quelques glandes ou ganglions qui ont augmenté lentement de volume et ont atteint celui d'un œuf de pigeon. Pendant un mois, les ganglions conservèrent le même volume sans modification; au bout de ce temps, ils diminuèrent, puis diparurent complétement sous l'influence de frictions avec une *pommade* en l'espace d'une semaine.

Rien jusqu'en janvier 1877. A ce moment, les mêmes ganglions cervicaux gauches se tuméfièrent de nouveau, surtout les sous-maxillaires; quelques jours après, ceux de droite se prirent à leur tour; mais les premiers cessèrent bientôt de grossir, tandis que les autres, marchant rapidement, arrivèrent, en six semaines, à former une masse énorme, dure, à peine inférieure en volume à celle que nous constatons aujourd'hui.

Actuellement, en effet, une tumeur ganglionnaire considérable, oblongue de haut en bas, occupe le côté droit du cou, remontant en haut jusqu'à la parotide et la glande sous-maxillaire, et englobant en bas, d'une part, les ganglions sus et sous-maxillaires; d'autre part, les ganglions de l'aisselle qui compriment les nerfs et les vaisseaux axillaires.

Au niveau de la tumeur, la peau est d'un blanc mat et est mobile; à la palpation, on sent une dureté considérable, comme cartilagineuse; quelques bosselures çà et là; les ganglions superficiels et profonds du cou sont confondus ensemble; la tumeur n'est pas mobile. Formant un relief énorme, convexe, assez régulier, elle déjette la tête un peu à gauche; la face est un peu cyanosée et œdématiée aux paupières et dans sa moitié inférieure; on sent, à gauche, les ganglions sous-maxillaires, qui, peu volumineux, sont à peine appréciables. Peu d'œdème au cou, même à droite; mais l'épaule est complétement infiltrée de sérosité, ainsi que tout le membre supérieur, depuis les doigts jusqu'au deltoïde; l'œdème s'étend à toute la paroi thoracique, mais est plus marqué à droite. Au même membre supérieur, il y a un abaissement de température de 2° environ, de l'anesthésie incomplète dans toute sa longueur, de l'analgésie. Il y a aussi de la parésie musculaire, qui fait que le malade peut à peine remuer le bras sans le secours du membre gauche; il y a enfin des douleurs le long des nerfs, exaspérées par le moindre mouvement, par une mauvaise position dans le lit, et assez violentes la nuit pour produire de l'insomnie depuis une quinzaine de jours.

Dans la plèvre droite, épanchement notable du haut en bas (hydrothorax), avec dyspnée excessive et douleurs thoraciques, surtout pendant l'inspiration.

Dans les autres régions, peu ou pas de ganglions, sauf dans le creux sus-claviculaire et l'aisselle gauches, où ils ne sont pas, d'ailleurs, très-développés. Les ganglions bronchiques ne peuvent être appréciés, à cause de l'hydrothorax, de la dyspnée et de l'état extérieur du thorax.

Rien aux aines, aux triangles de Scarpa, ni aux fosses iliaques des deux côtés.

Respiration plus courte et plus fréquente (pas de fièvre); cœur non déplacé, sans altération organique ou rhythmique. Rien d'anormal à son auscultation, ni à celle du poumon gauche.

Le sang, moins coloré qu'à l'état normal, présente, à la numération des globules, une diminution appréciable des hématies et une légère augmentation dans le nombre des leucocytes; pas de leucocythémie.

Bon appétit; digestion facile; selles régulières; urines de temps en temps de couleur foncée, sans dépôt; faiblesse générale assez grande; quelques somnolences courtes dans la journée; le malade reste toujours dans son lit.

Diagnostic : — Lymphadénomes sans leucémie.

Traitement : — Pas d'opération possible. — Toniques fortifiants, quinquina, bonne nourriture, iodure de potassium, d'emblée 6 grammes par jour; lait.

15 *juillet.* — Un peu d'amélioration; moins de douleur et d'œdème brachio-thoracique; avec quelques piqûres de morphine, le sommeil est revenu en grande partie.

20 *juillet.* — Même amélioration; moins de douleur à la respiration; moins de dyspnée.

2 *août.* — Les accidents tendent à s'aggraver et à récidiver avec une nouvelle intensité.

7 *août.* — Le malade, se sentant plus mal, veut partir chez lui. État déplorable. — Exeat.

III. — *Lymphosarcome du cou* (Bellouard).

E..., 23 ans, forgeron, entre à l'hôpital Lariboisière le 23 mars 1873, salle Saint-Ferdinand, n° 9, service de M. Panas.

Ce malade est un jeune garçon de grande taille, paraissant vigoureux et robuste, mais pâle, très-blond, et à tempérament lymphatique. Ses antécédents personnels, ceux de sa famille n'offrent rien qui ait rapport avec l'affection qui l'amène à l'hôpital.

Il fait remonter le début de sa maladie au mois d'octobre 1875 seulement; du moins c'est à cette époque qu'il a constaté, pour la première fois, une petite saillie dure, indolore, roulant facilement sous la peau. Depuis lors, la lésion s'est développée d'une façon régulièrement continue.

Au moment de l'entrée à l'hôpital, 23 mars 1876, elle avait envahi toute la moitié gauche du cou, et se trouvait limitée, en haut, par le bord du maxillaire inférieur; en bas, par la clavicule; en avant, par le sterno-mastoïdien; en arrière, par le trapèze. Ces deux muscles étaient même considérablement refoulés. Tous les organes du voisinage avaient été comprimés ou déplacés, notamment la trachée et le larynx, que l'on voyait à droite de la ligne médiane. Malgré cela, aucune gêne dans les phénomènes de la respiration; pas d'altération de la voix; pas de toux; aucun symptôme de compression du pneumogastrique, ni du sympathique, ni du phrénique.

Le sujet est anémique : les vaisseaux du cou, du côté opposé, sont le siége d'un bruit de souffle caractéristique; peut-être pourrait-on en accuser la compression et le refoulement qu'ils subissent.

Le sang contient des globules blancs en abondance. Pas d'augmentation de volume de la rate. Nulle part ailleurs on ne constate de gonflement ganglionnaire.

M. Panas porte le diagnostic de lymphadénome, et avant de se décider à l'extirpation de la tumeur, il a recours aux *injections parenchymateuses* de liqueur de Fowler, concurremment avec l'administration, à l'intérieur, de dix gouttes de la même solution.

Le 27 avril, le malade, dont l'état général s'est amélioré, et dont la tumeur semble avoir un peu diminué de volume, demande à retourner chez lui.

Il revient de nouveau quelque temps après, le 1er juin 1876. La tumeur a pris un développement beaucoup plus considérable encore, et une dureté qu'elle n'avait pas auparavant.

L'état général a périclité, l'affaiblissement augmente rapidement ; un mouvement fébrile quotidien est en outre survenu.

Pendant le courant du mois de juin, on essaye encore de reprendre le traitement précédemment institué. Mais on n'obtient aucun résultat favorable, et M. Panas se décide à l'extirpation par le bistouri.

L'opération a lieu le 1er juillet 1876; longue incision en T renversé sur le côté ; la branche verticale s'étend de l'angle du maxillaire inférieur jusqu'à la clavicule; la branche horizontale commence à 0m05, au-dessus de ce dernier point, pour aller se terminer au delà du bord du trapèze. Le chef externe du sterno-mastoïdien est sacrifié; de même une grande partie du bord externe du trapèze. Le lobe gauche du corps thyroïde, les faces latérales du larynx correspondantes et du pharynx, la face antérieure de la colonne cervicale sont mises à nu. L'extraction, l'arrachement de la tumeur, qu'il faut enlever par morceaux, sont rendus pénibles et difficiles par la consistance presque cartilagineuse de la gangue fibreuse où sont plongées les masses ganglionnaires dont le tissu est, au contraire, friable et ramolli, comme de l'encéphaloïde. Les gros vaisseaux et les nerfs du cou ont été absolument laissés intacts. Le plus gros tronc vasculaire ouvert est la cervicale transverse. Mais le nombre des petites artérioles divisées a été si considérable que, pour ne pas perdre de temps à faire l'hémostase, au cours de l'opération, on a dû appliquer quarante pinces à forcipressure. Cette opération n'a pas duré moins de 2 heures 3/4 ; le nettoyage de la région carotidienne seul a demandé plus de 1 heure 1/2.

Pendant tout le temps, on a pulvérisé une solution d'acide phénique au 40e; puis on a appliqué un pansement de Lister très-notablement modifié, car on n'a pas encore pris l'habitude de le faire tout à fait complet.

La partie supérieure de la plaie est réunie par une suture métallique, jusqu'au point où commence l'incision horizontale. Le reste est pansé à plat, en ayant soin de soulever le lambeau triangulaire de peau, qui a de la tendance à se recroqueviller.

Le 4 juillet, la partie supérieure de la plaie, qui a suppuré, rougit, s'enflamme, devient douloureuse ; on glisse un bout de drain dans ce cul-de-sac supérieur, d'où s'écoule une assez grande quantité de pus crémeux. On donne à l'intérieur 2 grammes de sulfate de quinine.

25 *juillet*. — Mais un érysipèle blafard ne tarde pas à apparaître dans la partie supérieure de la plaie, et l'on peut, sans doute, en accuser la suture, qui a occasionné la rétention du pus. La face, le cou, la tête, la poitrine, tout le tronc, les quatre membres ont été ainsi successivement envahis par l'érysipèle. L'état général a été d'une gravité extrême. Pendant ce temps, la plaie a presque cessé de suppurer ; elle est devenue grisâtre, de mauvais aspect. Quelques ganglions se sont gonflés au-dessous de la clavicule, mais ils ont disparu avec l'érysipèle qui avait occasionné leur engorgement.

25 *août*. — Après la fin de l'érysipèle, et d'une diarrhée persistante qui l'avait suivi, l'état général s'est amélioré, et la cicatrisation a marché rapidement. Le malade est parti pour Vincennes, avec sa plaie presque fermée, n'ayant plus de gonflement ganglionnaire; malgré la perte de substance des muscles, et la rétraction cicatricielle, il pouvait facilement mouvoir la tête dans tous les sens. Au repos, la tête était légèrement inclinée du côté malade.

On constata un peu de paralysie du deltoïde.

Dans les premiers jours de septembre, le malade revient avec de nouvelles grosseurs au-dessus de la clavicule gauche. La plaie n'est pas encore fermée.

22 *septembre*. — Le mouvement volontaire est devenu impossible dans le bras gauche. Ganglions au-dessus et au-dessous de la clavicule *droite*.

Pendant le mois d'octobre, une masse ganglionnaire énorme se forme dans la cicatrice, et refoule la trachée, fréquents accès de dyspnée; le bras gauche, complétement paralysé, s'œdématie.

9 *novembre.* — Accès de toux et de suffocation; cornage.

15 *novembre.* — Orthopnée; expectoration muco-albumineuse très-abondante; refroidissement général.

28 *novembre.* — Aggravation des symptômes asphyxiques; pas de cyanose.

29 *novembre.* — Le malade meurt brusquement, en essayant de se soulever sur son lit.

Autopsie. — *Au cou,* masses ganglionnaires énormes, comprimant, au-dessus et au-dessous de la clavicule, le paquet vasculo-nerveux. Dans la veine axillaire, caillot de 3 à 4 centimètres. Les masses ganglionnaires ont refoulé, dévié à droite la trachée, et la compriment fortement contre un gros ganglion, du volume d'un œuf de poule, et à moitié caché derrière la clavicule. Les premiers anneaux de la trachée sont complétement déformés, car la coupe faite à ce niveau est ovalaire, aplatie d'un côté à l'autre.

Corps thyroïde petit.

Cœur et gros vaisseaux intacts. Le médiastin antérieur est occupé par de gros ganglions; on n'en trouve pas dans le médiastin postérieur.

Les poumons sont congestionnés, remplis de mucosités. Un peu de liquide très-sanguinolent dans la plèvre gauche. Adhérences générales, celluleuses de la plèvre droite.

Les méninges crâniennes et la substance blanche sont hypérémiées.

L'estomac est dilaté; le foie est gros, congestionné. A gauche du ligament suspenseur, sur la face convexe, sous le péritoine, on voit une production morbide analogue à celle du cou, qui a atteint le volume d'un gros marron, et s'est développée sans provoquer de phénomènes inflammatoires dans son voisinage.

La rate est extrêmement volumineuse, dure, bosselée, $0^{m}28$ de long sur $0^{m}15$ de large. Sur une coupe longitudinale, on voit une foule de noyaux ganglionnaires, disséminés dans le parenchyme de l'organe. Ces ganglions sont durs, résistent à la coupe, et sont logés dans une gangue fibreuse, qui est elle-même très-forte.

Les ganglions mésentériques sont volumineux du côté droit ; de même pour les ganglions iliaques.

Rien dans les reins, ni les capsules surrénales.

L'examen microscopique démontre la réalité du lymphosarcome.

IV. — *Lymphosarcome du cou, ayant débuté par l'amygdale* (Barthélemy).

M..., 40 ans, employé, entre le 31 décembre 1877 à l'hôpital Beaujon, 1er pavillon, n° 44, service de M. Le Fort.

Pas d'antécédents héréditaires : bonne santé habituelle. A 18 ans, chancre non suivi d'accidents secondaires. Depuis l'âge de 12 ans, il est sujet aux enchifrènements et aux angines ; c'est là tout son dossier pathologique. Ses frères et sœurs se portent bien.

Au commencement de juillet 1877, il s'aperçut qu'il avait au cou, du côté gauche, une grosseur du volume d'une petite noix. Il attribua l'existence de cette petite tumeur à un refroidissement qu'il avait subi quelques jours auparavant et à son séjour dans un logement humide situé au rez-de-chaussée. Vers le milieu d'octobre seulement des symptômes d'angine parurent avec une certaine violence et durèrent longtemps, puisque dans les premiers jours de décembre il ne pouvait encore prendre que des aliments liquides. Le nez s'était pris également ; les narines semblaient bouchées ; l'action du moucher était difficile, et donnait issue à du mucus desséché et à des caillots sanguins. Ces divers accidents s'amendèrent en même temps vers la fin de décembre, mais avec cette amélioration, raconte le malade, coïncida une augmentation rapide du volume de la tumeur.

3 *janvier* 1878. — La face est pâle, anxieuse, amaigrie ; le malade a perdu sans raison quelques dents ; plusieurs autres sont mobiles et déchaussées dans leurs alvéoles. Jamais de fièvre ; perte de force et amaigrissement notables. Quelques battements de cœur de temps en temps ; souffle doux à la base, propagé dans les vaisseaux du cou ; dans cette région, le malade ressent de loin en loin quelques élancements, et

il y a une certaine raideur dans les mouvements. Il existe une tumeur volumineuse sur la région latérale gauche du cou. Cette tumeur, d'origine ganglionnaire, occupe toute la région mastoïdienne, envahit la sous-hyoïdienne et remonte jusqu'à l'oreille ; en bas, elle descend vers la région sus-claviculaire, et passe derrière la clavicule ; à ce niveau, la pression est douloureuse et la douleur s'irradie dans toute l'épaule. Le malade est sujet la nuit à de violentes douleurs névralgiques. Cette tumeur, qui est d'une consistance dure, est presque complétement immobile, recouverte d'une peau saine et non adhérente.

Du côté droit du cou, il existe une autre tumeur occupant également la région mastoïdienne au niveau de l'angle de la mâchoire ; elle est grosse comme un œuf de pigeon, indolore, très-mobile et sans adhérence avec la peau.

En examinant la gorge, on voit que l'amygdale gauche est hypertrophiée et anfractueuse ; celle du côté droit est peu saillante ; la gorge et l'arrière-gorge sont d'un rouge foncé. L'expectoration, qui a été très-abondante dans les semaines précédentes, a beaucoup diminué maintenant et ne présente rien de spécial. La percussion de la poitrine n'offre rien de particulier. Au niveau du hile du poumon l'auscultation du côté gauche fait entendre un véritable cornage qui retentit dans toute la poitrine. Cette inspiration très-soufflante permet de croire à la compression des bronches par des ganglions hypertrophiés.

Du côté droit, l'entrée de l'air dans le poumon est également gênée, mais l'inspiration est beaucoup moins soufflante qu'à gauche.

Depuis 5 mois, le malade a été traité par le sirop d'iodure de fer, des injections au borax dans les fosses nasales et par des gargarismes avec une solution de chlorure de zinc au 100e. On lui donne de l'iodure de potassium à l'intérieur et l'on fait des badigeonnages iodés autour du cou.

12 *février*. — La tumeur gauche a un peu diminué de volume ; au contraire, celle du côté droit a très-notablement augmenté et envahi presque toute la région mastoïdienne.

Depuis quelques jours est survenue une angine assez intense ; le toucher montre qu'il n'y a pas de fluctuation, mais que c'est par un prolongement de la face profonde de la tumeur ganglionnaire que le voile du palais est soulevé. Aussi loin que le doigt puisse aller, on ne sent aucune rugosité, ni surface végétante sur la muqueuse. L'état général est toujours le même. Même traitement.

25 *février*. — Le fond de la gorge, qui correspond à l'amygdale droite, est progressivement soulevé et amené jusque sur la base de la langue. M. Le Fort essaye de détruire cette amygdale avec des aiguilles et soixante éléments de courants continus; les eschares produites par deux séances d'électrolyse sont fort peu considérables.

12 *avril*. — Les deux tumeurs ont beaucoup augmenté de volume; le voile du palais est fortement repoussé en avant par des prolongements de la tumeur occupant l'arrière-cavité des fosses nasales, surtout du côté droit. D'autre part, les amygdales sont aussi fortement soulevées et rapprochées l'une de l'autre, de façon à rétrécir considérablement l'isthme du gosier. La respiration est devenue très-pénible, bien qu'elle se fasse par le nez et par la bouche grandement ouverte. Le malade est assis sur son lit et fait des inspirations forcées en contractant les muscles du cou qui se tendent et le diaphragme qui se creuse profondément.

13 *avril*. — Le malade a eu cette nuit un violent accès de suffocation. Tirage et cornâge ce matin, angoisse extrême, yeux congestionnés et saillants, face blanche, bleuâtre. M. Le Fort fait la trachéotomie avec le thermo-cautère de Paquelin. Les veines du cou étaient très-gonflées; les tumeurs avaient vascularisé cette région, car, malgré une température rouge sombre constamment gardée, il y a un certain écoulement de sang et deux artères sont liées. La canule mise, le malade exprime aussitôt l'énorme soulagement qu'il éprouve. Les suites de cette opération furent d'ailleurs très-simples; la plaie resta étroite, et se ferma rapidement, excepté au niveau de la canule, sous l'influence de laquelle s'établit une fistule trachéale par laquelle le malade respire fort bien quand la canule est enlevée pour être lavée. Mais

cette opération purement palliative n'arrête pas la marche de la tumeur, qui a pris (15 mai) un développement rapide et effrayant. Le cou est occupé latéralement dans toute sa hauteur, de l'oreille à la clavicule, par des tumeurs dures, mamelonnées, qui grossissent toujours et augmentent la compression des organes voisins. C'est ainsi que la bouche ne peut plus s'ouvrir, que la gorge est rétrécie au point que la salive ne peut plus s'avaler, que la mâchoire inférieure est repoussée en bas et en avant et imite un véritable prognathisme. Le malade souffre peu ; on le soutient par des aliments liquides et par des lavements toniques ; cependant il maigrit et se cachectise à vue d'œil.

20 *mai.* — Les tumeurs du côté droit sont les plus volumineuses; elles sont énormes, elles sont dures à leur base, légèrement ramollies à leur sommet. A ce niveau, la peau est violacée, légèrement adhérente. L'état général est toujours pire; si le malade résiste encore quelque temps, il est à prévoir que ces tumeurs s'ulcéreront bientôt.

25 *mai.* — Le conduit auditif droit est comprimé et déformé; une otorrhagie légère a eu lieu aujourd'hui. Le malade n'a pas de véritables douleurs, mais la gêne qu'il éprouve de la tension et de la compression par les tumeurs envahissantes de la face et du cou doit être un véritable supplice.

7 *juin.* — Les tumeurs augmentent toujours; celle de droite a le volume d'une tête de fœtus ; elle en a aussi la coloration violacée, elle est ramollie sur une assez large surface. Celle de gauche est dure et mamelonnée; les tumeurs tendent à se réunir en arrière, où la nuque est tendue et étalée. Les mâchoires ne peuvent plus être écartées ni rapprochées; l'inférieure tombe et laisse la salive s'écouler continuellement. La langue, repoussée en avant et mal contenue dans la cavité buccale, passe entre les dents. La face a une teinte plombée ; les veines du front sont saillantes et gonflées par suite de la gène de la circulation en retour.

9 *juin.* — Le malade est pâle, maigre, épuisé. Le pouls est petit et fréquent. On attend la mort d'un jour à l'autre.

CANCER PRIMITIF DES GANGLIONS LYMPHATIQUES

J'ai déjà exposé les raisons pour lesquelles je ne parlerai du cancer secondaire des ganglions qu'au chapitre du diagnostic..Je ne m'occuperai donc ici que du cancer primitif.

Sous ce nom, beaucoup d'auteurs comprennent le carcinome, l'épithélioma et le sarcome. Mais ce dernier, nous l'avons vu, ne saurait être distrait du groupe des lymphadénomes. Aussi ne nous reste-t-il à examiner que les deux premières variétés. Est-ce à dire qu'entre les lymphadénomes et le cancer on puisse établir, *dans tous les cas,* des limites rigoureuses? Non, certes, mais il faut s'entendre : Si, *en clinique,* le lymphadénome se comporte très-souvent comme un cancer, c'est-à-dire comme une tumeur maligne, et si réciproquement le cancer ganglionnaire peut affecter les allures du lymphadénome, il n'en est pas moins vrai, dans l'état actuel de la science, que le carcinome et l'épithélioma méritent une description spéciale, ne fût-elle justifiée que par leurs caractères histologiques. En tout cas, c'est par l'examen pur et simple des faits que nous devons commencer, et non par celui des théories.

Quand je parle de carcinome et d'épithélioma, je n'oublie pas qu'on tend aujourd'hui à confondre ces deux variétés en une seule, et à reconnaître que la première n'est qu'un degré plus avancé de la seconde. L'idée émise, il y a déjà longtemps, par Robin, sur l'origine épithéliale de tous les cancers, soutenue surtout par Waldeyer en Allemagne, s'affirme de plus en plus, aussi bien à l'étranger qu'en France; mais c'est là une discussion toute théorique, dans laquelle il me serait inutile d'entrer; car il est certain que, quelles que soient l'origine et la nature du cancer, il affecte des formes anatomiques différentes, qu'on peut toujours désigner sous les noms d'épithélioma et de carcinome; il n'est pas moins évident que ces tumeurs se distinguent nettement des sarcomes, qui se placent immédiatement avant elles dans la classe des tumeurs malignes. Voilà pourquoi je consacre un chapitre à part au *cancer des ganglions,* et pourquoi aussi je réunis sous ce nom collectif ce qu'on est convenu d'appeler carcinome et épithélioma.

Le cancer primitif des ganglions est rare. Les traités d'anatomie pathologique les plus récents en font à peine mention. Rindfleisch n'en dit mot; Birch-Hirschfeld le considère comme presque introuvable. Cependant, dès 1851, Lebert (1) en réunissait 12 cas; il est vrai qu'on peut supposer que des lymphadénomes, à cette époque, ont été pris quelquefois pour des cancers ganglionnaires. En parcourant les principaux recueils scientifiques, on en trouve plusieurs observations. Mais il faut se garder de s'en tenir à leur titre seul; les unes, en effet, se rapportent manifestement à des cancers purement *cliniques*, si je puis ainsi dire, et que nous rangerions aujourd'hui parmi les lymphosar-

(1) *Traité des maladies cancéreuses*, p. 698.

comes; dans beaucoup d'autres l'examen histologique fait défaut, et pour les classer au nombre des faits authentiques de cancer vrai, nous ne saurions nous passer de ce contrôle.

Par exemple, Bergeron, dans sa thèse (1) rapporte une observation, communiquée par le professeur Verneuil, dans laquelle une femme de 28 ans est opérée pour une volumineuse tumeur ganglionnaire du cou. Les suites de l'opération sont bonnes; mais bientôt d'autres tumeurs apparaissent et s'accroissent dans la même région et jusque dans le creux sus-claviculaire du côté opposé. La malade meurt dans un état de cachexie profonde. L'examen histologique n'a pas été fait, mais la tumeur, dit-on, avait l'aspect du squirrhe. Est-ce vraiment une raison suffisante pour intituler cette observation « Squirrhe primitif des ganglions cervicaux? »

Je serai aussi réservé à l'égard des faits de Potier (2), de Cahen (3), et du cas de M. le professeur Gosselin, publié en 1865 dans la *Gazette des hôpitaux* (4). Le malade de Cahen fut opéré deux fois par Michon pour une tumeur de l'aine droite diagnostiquée cancer; on l'envoya en Afrique à la suite d'une seconde récidive, à laquelle on ne voulut pas toucher, et au bout de deux mois de séjour il revint entièrement guéri, sans traitement, sans suppuration ni gangrène. Dans le fait de M. Gosselin, un jeune homme de 19 ans fut considéré comme atteint d'adénite cancéreuse primitive de la

(1) Thèse citée, p. 101.
(2) *Bull. de la Soc. anat.*, 1842, p. 328.
(3) *Union médicale*, 1869 et 1860.
(4) *Adénite cancéreuse primitive*, *Gaz. des hôp.*, 1865, p. 117.

région inguinale. L'âge du malade, l'absence de toute douleur locale, l'état excellent de la santé générale chez un sujet portant un cancer ulcéré depuis plusieurs mois, tout rendrait ce cas extrêmement remarquable si l'examen histologique était venu confirmer le diagnostic. Malheureusement, il n'a pas été pratiqué; je suis donc forcé de laisser de côté cette observation.

D'autres fois, on a bien reconnu les caractères anatomiques des tumeurs, mais on est resté dans le doute sur l'origine du mal, sur sa naissance primitive dans les ganglions (1). Enfin, on a publié sous le nom de cancer des faits dans lesquels un examen ultérieur a démontré que c'était à des sarcomes purs que l'on avait eu affaire (2). On comprend que de telles observations, quelque intérêt qu'elles présentent, ne puissent prendre place dans l'histoire de ces cancers ganglionnaires, dont l'étude histologique devrait être reprise avec toute la rigueur qu'exige un sujet aussi obscur.

a. *Le cancer primitif des ganglions abdominaux,* le moins fréquemment observé, est peut-être le plus ancien en date, car c'est probablement lui que Lobstein décrivait déjà sous le nom de cancer rétro-péritonéal. Le plus souvent, on l'observe en même temps que d'autres lésions ganglionnaires plus ou moins éloignées; il peut naître alors, non-seulement par généralisation, mais aussi par propagation directe (3). Plus rarement, il débute par l'abdomen et y reste limité. Quand il atteint les ganglions lombaires, les rap-

(1) Kalindero. *Épithélioma du cou, Bull. de la Soc. anat.*, t. X, 2e série, p. 373. — De Lignerolles. *Cancer des ganglions lombaires étendu au pancréas. Ibid.*, 1866, p. 39 et 45.

(2) Hubert. *Cancer primitif des ganglions trachéaux. Ibid.*, 1867, p. 521.

(3) Voy. plus loin le cas de Silver, p. 98.

ports de ceux-ci expliquent comment il englobe et comprime les vaisseaux, d'où la gêne de la circulation dans les membres inférieurs et les troubles qui en résultent. Il a également de la tendance à envahir les organes voisins. Caubet a vu un cancer primitif des ganglions duodénaux et mésentériques s'étendre à la vésicule biliaire et au péritoine (1).

b. *Dans les ganglions bronchiques et médiastinaux*, le cancer primitif est beaucoup plus fréquent. Le cancer des ganglions bronchiques propagé aux bronches et au poumon est déjà cité par Rokitansky (2); Fœrster le mentionne également (3). Dans ces dernières années, on en a publié d'assez nombreux exemples. L'observation la plus récente date d'un mois à peine. Elle est due à G. Johnson (4). Voici, en quelques mots, ses principaux traits :

Une femme de 42 ans se plaint, depuis quinze jours, d'altération de la voix et de gêne dans la respiration. Elle présente une volumineuse tumeur du cou, et les deux veines jugulaires sont extrêmement distendues. Matité, souffle tubaire, bronchophonie à droite de la poitrine; vibrations thoraciques diminuées du même côté. On diagnostique un cancer, ayant probablement pris naissance dans les ganglions bronchiques du côté droit, et ayant amené un épanchement pleural. L'état des veines du cou indique que la veine cave supérieure est presque, sinon totalement oblitérée par la tumeur. Une glande tuméfiée, dans l'aisselle, confirme le diagnostic de cancer. Ponction de la plèvre avec l'aspirateur, issue de treize onces de liquide. Soulagement dans

(1) *Bull. de la Soc. anat.*, 1872, p. 40.

(2) Handbuch der pathol. *anat.*, 1841, t. III, p. 35.

(3) Handbuch der pathol. *anat.*, 1863-65, t. II, p. 201.

(4) *Cases of intra-thoracic cancer. The Lancet*, 18 mai 1878.

la respiration, mais pas de changement dans les signes physiques. Augmentation progressive de la dilatation des veines; orthopnée, albuminurie, coma et mort. A l'autopsie, on trouve une masse cancéreuse étendue de l'articulation sterno-claviculaire au diaphragme. La tumeur, qui comprime le poumon, adhère, comme lui, aux parois thoraciques; elle est lobulée, et les lobules s'enfoncent dans le poumon, mais ils semblent plus ou moins enkystés. La section de la tumeur offre une coloration grise; elle est d'une consistance très-molle et, à une légère pression, elle laisse suinter un liquide blanc et épais. L'examen microscopique de ce liquide y révèle la présence de petites cellules rondes à noyau, d'apparence granuleuse et de dimensions uniformes. On y trouve aussi de grandes masses granuleuses. Le ganglion axillaire présente les même caractères. Rien d'important dans les autres organes.

Johnson rapproche ce fait d'un cas semblable observé par lui dix-huit mois auparavant. Il s'agissait également d'un cancer primitif des ganglions bronchiques ayant donné lieu aux mêmes symptômes; les tumeurs renfermaient de larges alvéoles pleins de cellules à contours irréguliers, contenant un noyau volumineux avec un nucléole très-réfringent.

Ce résumé, si bref qu'il soit, reproduit à peu de chose près la plupart des symptômes observés dans tous les cas de même nature. Ce sont ceux de la compression excercée par la tumeur sur les organes voisins, trachée, œsophage, gros vaisseaux, envahissement du poumon et pleurésie de voisinage.

Guignard (1) rapporte un fait où un œdème généralisé se développa à la suite de la compression de l'ar-

(1) *Tumeur cancéreuse du médiastin comprimant l'artère pulmonaire*, *Bull. de la Soc. anat.*, 1867, p. 23.

tère pulmonaire ; dans un cas de Moizard (1), le cancer avait envahi la veine cave supérieure. Hayem (2) a observé un malade chez lequel le nerf récurrent avait été complétement détruit ; telle était une des causes des accidents asphyxiques et des accès de suffocation qu'il présenta, et qui, à la fin, nécessitèrent la trachéotomie, car la trachée n'était que médiocrement comprimée et admettait encore le passage du petit doigt.

Dans ces cas de cancer du médiastin, la base du cou est souvent envahie; débordant alors la face posterieure de la clavicule, la tumeur fait saillie dans le creux sus-claviculaire. Rendu (3) en a publié un bel exemple. Le fait est d'autant plus intéressant qu'il s'agissait ici d'un épithélioma. A l'examen microscopique, fait par Cornil, on trouva une disposition lobulée sur toute l'étendue de la tumeur; chaque lobule se composait de cellules pavimenteuses, quelques-unes de ces cellules ayant subi la transformation cornée et enroulées sous forme de globes. C'était un cancroïde lobulé à cellules pavimenteuses. Le cas de Hayem, que je viens de citer, se rapporte aussi à un épithélioma; mais il est moins net que le précédent.

Quoi qu'il en soit, on voit qu'il est est impossible, en face d'un malade atteint de cancer du médiastin, de diagnostiquer autre chose qu'une tumeur de cette ré-

(1) *Cancer des ganglions bronchiques et du poumon droit, Ibid.*, 1875, p. 732.

(2) *Note sur un cas de tumeur ganglionnaire comprimant la trachée, pour servir à l'histoire des engorgements des ganglions bronchiques chez l'adulte, Gaz. hebd.*, 1865, p. 85.

(3) *Epithélioma ganglionnaire du cou et des ganglions trachéo-bronchiques, Bull. de la Soc. anat.*, août 1869, p. 206.

gion, et que le microscope seul peut révéler s'il s'agit d'un lymphadénome ou d'un cancer proprement dit. Souvent même des erreurs ont été commises, et on a cru pendant quelque temps à une affection thoracique de toute autre nature : emphysème (obs. de Monod, *Soc. anat.*, 1869, août, p. 442) ; pleurésie simple, tuberculose ganglionnaire (de Boyer, *Soc. anat.*, 1874, p. 729); phthisie pulmonaire, anévrysmes de l'aorte. Les éléments de ce diagnostic différentiel ont été bien exposés par Rendu (1). C'est, d'ailleurs, une question qui appartient de plus près à la médecine qu'à la chirurgie et sur laquelle je ne dois pas insister. Ce que j'ai voulu seulement démontrer, c'est l'existence bien avérée du carcinome ou de l'épithélioma primitif dans le groupe des ganglions profonds.

c. *Le cancer primitif des ganglions superficiels* est beaucoup plus intéressant pour le chirurgien. C'est au cou qu'il a été le plus souvent et aussi le mieux observé.

Lebert se contente de citer un cas de cancer primitif de l'aisselle, sans donner d'autres détails, sinon qu'il s'agissait d'un encéphaloïde entièrement mou et à marche très-rapide. Il reste muet sur les quatre cas de cancer de l'aine qui font partie de sa statistique, et il réunit toutes les observations dans un tableau général de la maladie. En 1872, Coyne présente à la Société anatomique une tumeur axillaire dont il ne mentionne que les caractères histologiques; le tissu de la tumeur criait sous le scalpel; on y trouvait des îlots jaunâtres disséminés au milieu d'un tissu squirrheux

(1) *Des tumeurs malignes du médiastin, Arch. gén. de méd.*, 1875.

très-net. Un stroma fibreux dense limitait de très-petits alvéoles, contenant chacun un à quatre éléments, les uns fusiformes, les autres globuleux, de dimensions très-variables. Ranvier reconnut un carcinome primitif des ganglions.

Voici le résumé d'une observation de cancer de la région inguinale, propagé jusque dans la poitrine le long de la colonne vertébrale. Elle est due à Silver (1).

Il s'agit d'un jeune homme de 22 ans, chez lequel la maladie débuta par une tumeur ganglionnaire dans l'aine droite ; une tumeur semblable, mais plus petite, siégeait du côté opposé. Ces tumeurs avaient atteint un assez grand volume; mais, dans les derniers temps, elles avaient diminué. Les deux jambes étaient tuméfiées et œdémateuses, le scrotum infiltré. L'abdomen était distendu, la rate volumineuse; l'auscultation révélait à gauche la présence d'un épanchement liquide dans la plèvre. Le bras gauche était œdémateux près de l'épaule. Le malade offrait la pâleur jaunâtre qui caractérise la chlorose. Le nombre de globules blancs n'était pas augmenté.

A l'autopsie, une grande quantité de sérosité s'échappa de l'abdomen, et une masse de liquide très-purulent fut retirée de la plèvre gauche. Le foie était plus pâle que d'ordinaire, la rate très-augmentée de volume, bosselée à sa surface et très-foncée en couleur; à la coupe, elle présentait des nodules d'aspect cancéreux. Les intestins enlevés, on découvrit une énorme masse étendue de l'aine jusqu'au-dessus du niveau du diaphragme, et entourant les vaisseaux. Des tumeurs semblables s'étendaient le long du canal thoracique, comprimant, sauf deux, toutes les veines intercostales du côté gauche.

L'examen microscopique montra que les glandes ingui-

(1) Silver, *Cancer beginning in the inguinal glands and extending upwards along the lymphatic into the chest*, **Med. Times and Gaz. 1871, t. II, p. 769.**

nales, les tumeurs abdominales et les nodules de la rate étaient formés par de petites cellules arrondies avec des trabécules de tissu conjonctif et des cellules fusiformes. Il s'agissait d'un cancer à marche assez rapide.

Silver insiste sur ce point que l'affection a tous les caractères cliniques de la maladie de Hodgkin; la marche des tumeurs de l'aine, datant de deux années, puis diminuant considérablement, sans tendance à l'ulcération, n'était certainement pas celle du cancer ; néanmoins, l'examen histologique a révélé qu'il s'agissait *indubitablement* d'un cancer, affectant également les lymphatiques et la rate.

J'ai hésité un instant à rapporter cette observation, non parce que la maladie a offert le type du lymphadénome, mais parce que les caractères histologiques ne sont pas très-détaillés et peuvent prêter à la confusion avec le sarcome. Cependant, je ne veux pas mettre en doute l'affirmation positive de Silver et d'ailleurs, le carcinome le plus avéré peut aussi offrir tous les caractères de l'adénie. Je n'en veux d'autres preuves qu'une observation de Colrat et Lépine (1), que je vais reproduire *in extenso*, malgré sa longueur. Elle est trop importante pour en retrancher quoi que ce soit. Je la ferai suivre d'un cas observé en 1872, dans le service du professeur Verneuil, et que Bergeron a inséré dans sa thèse. J'ai pu, comme on le verra, ajouter à ce dernier fait de nouveaux détails qui le rendent encore plus intéressant.

(1) *Sur un cas de carcinome primitif ganglionnaire, Revue mensuelle de méd. et de chir.*, mai 1878.

Observation de Colrat et Lépine.

S. C. B. du département de la Loire, âgé de 59 ans, entre le 7 décembre 1877 à la clinique médicale de l'Hôtel-Dieu de Lyon. C'est un homme fort et robuste, paraissant moins âgé qu'il ne l'est réellement. Il raconte que sa santé jusque dans ces derniers temps a toujours été excellente et qu'il n'y a à sa connaissance aucune maladie héréditaire dans sa famille. Son père est mort à 80 ans, sa mère à l'âge de 44 ans, « d'une jaunisse. » Dans son enfance, il n'a eu ni gourme, ni engorgements ganglionnaires, ni abcès, ni aucune autre maladie. Plus tard, il a été militaire (chasseur à cheval) pendant quatorze ans ; depuis, il est tailleur d'habits et n'a jamais habité un lieu humide ; jamais il n'a eu la syphilis. Il fait observer que toute sa vie il a transpiré abondamment des pieds, même l'hiver, et que cette transpiration a cessé brusquement quand il a commencé à être malade, il y a trois mois. Notons enfin qu'il est un peu dur d'oreilles depuis 18 mois ; mais cette légère surdité, qui ne s'est pas exagérée dans ces derniers temps, paraît sans rapport avec sa maladie actuelle.

Celle-ci, ainsi qu'il a été dit plus haut, remonte à trois mois ; à cette époque (commencement de septembre), son attention a été attirée par la douleur et la gêne du mouvement du bras sur une tumeur dure, qui s'était développée à la partie antérieure de l'aisselle gauche, *sans cause connue.* Environ six semaines après, il a remarqué l'apparition de petites tumeurs dures de chaque côté du cou. Ces tumeurs ayant progressivement augmenté, le malade s'est décidé à entrer à l'Hôtel-Dieu.

État actuel, le 8 décembre. — La partie gauche du thorax est augmentée de volume ; elle est un peu œdématiée ; le membre supérieur gauche, y compris le dos de la main, est très-œdématié ; la fosse sus-claviculaire et les parties latérales du cou, des deux côtés, sont élargies au point de constituer une difformité véritable. A la palpation, on constate que l'augmentation de volume de ces régions et de l'aisselle gauche est due à l'existence d'une masse dure, bosselée, échappant à toute description et constituée par l'agglomération de ganglions indurés, dont quelques-uns à la périphérie de la masse, peuvent être isolés par la palpation. Ces ganglions sont le siége de douleurs spontanées assez vives, mais ne méritant pas à proprement parler l'épithète de lancinantes. Dans l'aisselle droite et dans les deux aines, il existe aussi quelques ganglions isolés de la grosseur d'une noisette ; le ganglion épitrochléen du côté droit paraît développé.

Le cœur et les poumons ne présentent à l'examen physique rien d'anormal. La rate et le foie ne sont pas augmentés de volume; les fonctions digestives sont bonnes; mais l'appétit a diminué depuis trois mois, et le malade a un peu maigri; son visage est un peu pâle, non cyanosé; les pupilles sont étroites; il est absolument apyrétique.

Examen microscopique du sang retiré du doigt par piqûre avec une lancette. — Globules rouges en petits amas, agglutinés les uns aux autres plutôt qu'en piles ; ils sont un peu plus pâles qu'à l'état normal; tous sont de dimension normale ; il n'y a ni microcytes ni gros globules. Les globules blancs ne présentent absolument rien d'anormal, ni comme volume ni comme nombre. — On note de plus de petits amas de granulations (protoplasmiques ?). — Cet examen a été répété le 13 décembre et peu de jours avant la mort du malade ; il a toujours donné les mêmes résulats, notamment au point de vue des globules blancs, sur lesquels l'attention était particulièrement fixée. La numération n'en a pas été faite par le procédé de Malassez; mais nous avons assez l'habitude de l'examen microscopique du sang pour pourvoir affirmer qu'il n'y avait pas d'augmentation du nombre des globules blancs.

Examen de l'urine par le Dr Cazeneuve, chef des travaux du laboratoire. — « L'urine de ce malade a été examinée pendant trois jours consécutifs; sa quantité pour les 24 heures est en moyenne de 400 c. c.; elle est claire, fortement colorée et laisse déposer d'abondants sédiments d'urates. — Si dans un verre à pied rempli de moitié de cette urine filtrée on verse avec précaution de l'acide nitrique, on obtient une zone relativement fort épaisse d'acide urique, ce qui, conjointement avec l'abondance des sédiments, démontre un excès considérable d'acide urique dans cette urine. Elle ne renferme pas trace d'albumine. »

Traitement. — 6 pilules de phosphure de zinc de 1 milligramme, à prendre dans la journée.

10 *décembre.* — On note que le murmure respiratoire est un peu faible, surtout en arrière et du côté droit. — 7 pilules.

12 *décembre.* — Le malade souffre davantage de ses tumeurs, surtout depuis la dernière nuit ; il a la sensation qu'elles ont augmenté de volume ; mais l'examen ne confirme pas cette opinion. On supprime le phosphure de zinc et on le remplace par 20 granules d'acide arsénieux de 1 milligramme à prendre dans la journée.

13 *décembre.* — Les douleurs continuent ; le malade se plaignant de prendre des granules, on les remplace par 30 gouttes de liqueur de Fowler ; on ajoute 5 centigrammes d'extrait thébaïque.

17 *décembre.* — Le malade souffre moins et il prétend que les tumeurs ont diminué, ce qui est une illusion de sa part, car la mensuration de la circonférence du cou donne exactement le même chiffre que précédemment (40 centimètres). L'œdème du bras gauche n'a nullement diminué. Liqueur de Fowler, 50 gouttes.

18 *décembre.* — On nous dit que depuis plusieurs nuits le malade paraît agité et a du subdélirium. Il se plaint de constipation.

19 *décembre.* — L'état général du malade paraît s'être aggravé, sans qu'il en ait conscience, car il ne se plaint pas ; mais il paraît plus pâle que les jours précédents. L'auscultation des poumons fait constater des râles sibilants des deux côtés et une diminution du murmure du côté droit, déjà notée le 10 décembre, et qui s'est accentuée davantage. La percussion ne révèle pas de matité à la base droite. En avant, il y a de la submatité à la partie inférieure du sternum, surtout du côté droit. Cette submatité paraît plus

marquée qu'il y a quelques jours. La respiration est également faible sous la clavicule droite; ce fait avait été déjà remarqué depuis quelques jours. — Le malade a peu d'appétit. On pratique une injection interstitielle de 10 gouttes de liqueur de Fowler dans la glande la plus volumineuse de l'aisselle gauche; on a quelque difficulté à faire pénétrer l'aiguille de la seringue de Pravaz, tant la glande est dure.

Le soir, le malade n'a pas de fièvre; il n'a pas notablement souffert de cette injection.

20 *décembre*. — Ce matin, nouvelle injection interstitielle de liqueur de Fowler (10 gouttes).

21 *décembre*. — Le malade a passé une mauvaise nuit; il a eu du délire d'action, et il continue ce matin à délirer. Ce qui frappe le plus ce matin, c'est la dyspnée; la respiration est bruyante aux deux temps; à l'auscultation, il existe des râles sibilants des deux côtés, comme les jours précédents, et de la diminution du murmure à droite; de plus, l'expiration est prolongée des deux côtés.

Mort le même jour, à trois heures.

Autopsie (faite sous la direction du professeur Pierret dans le laboratoire d'anatomie pathologique). — Cadavre peu amaigri; œdème sous-cutané du bras gauche, remontant jusqu'au niveau de l'épaule et de l'aisselle gauches. En avant de celle-ci, paquet ganglionnaire du volume d'un œuf formé de ganglions très-durs et entièrement soudés ensemble. L'un d'eux cependant, situé en bas et en avant, semble s'en isoler; il a le volume d'un œuf de pigeon, et paraît plus dur que les autres; à la coupe son centre est parsemé de points caséeux. C'est dans ce ganglion qu'ont pénétré les injections interstitielles, ainsi que le démontre l'existence d'un canal ecchymotique allant de la peau au centre de ce ganglion.

Les ganglions des aines sont beaucoup moins durs et relativement de petit volume, quoique dépassant le volume et la consistance normales.

Thorax. — Masse ganglionnaire dure dans le médiastin, en avant de la trachée, ne comprimant pas d'une manière sensible les deux bronches.

Poumons non adhérents, congestionnés, surtout le droit dans tout son lobe inférieur. A la surface des deux poumons, on voit se dessiner en blanc un réseau très-riche; on y observe aussi des plaques de même couleur, de la dimension d'une tête d'épingle à celle d'une grosse lentille, siégeant au point d'intersection des traînées blanchâtres qui constituent le réseau. Elles sont légèrement saillantes sur la plèvre et ne pénètrent pas dans le parenchyme pulmonaire ; il en existe quelques-unes semblables sur la plèvre pariétale et diaphragmatique. A la coupe du poumon, on trouve des *nodi* blanchâtres, non durs, facilement énucléables, généralement de petit volume, sauf un seul qui atteint la grosseur d'un petit œuf de pigeon et qui se trouve à la partie inférieure et interne du poumon gauche en avant du hile.

Le péricarde, qui renferme une petite quantité de liquide citrin, présente aussi des plaques blanchâtres, saillantes, sur le péricarde viscéral surtout, au point de sa réflexion sur les vaisseaux; il y en a aussi sur le péricarde diaphragmatique.

Le cœur lui-même ne présente rien d'anormal.

Abdomen. — On remarque sur le repli falciforme et sur le péritoine diaphragmatique des plaques blanchâtres analogues à celles de la plèvre et du péricarde; après avoir enlevé le diaphragme, on observe qu'il présente sur ses deux faces un réseau de tractus blancs évidemment constitués par les lymphatiques. — Les ganglions mésentériques, surtout près de l'insertion du mésentère, sont gros et durs.

Le *foie* pèse 1,865 grammes; son tissu est normal; la vésicule biliaire est relativement petite.

La *rate* pèse 162 grammes; à la coupe, elle paraît parfaitement saine.

Les deux reins sont tout à fait normaux; ils pèsent ensemble 350 grammes.

Examen histologique (Colrat). Les ganglions envahis secondairement, ainsi que celui qui l'a été primitivement, sont mis dans l'alcool, la gomme et l'alcool, puis colorés par le picrocarminate et montés dans la glycérine; à première vue, on remarque que la structure de ses ganglions a complétement disparu, et qu'il n'existe plus de tissu réticulé.

Ces tumeurs présentent la structure évidente du carcinome, c'est-à-dire qu'elles sont constituées par des alvéoles remplies de cellules volumineuses; à la périphérie de la tumeur, on voit une zone de cellules embryonnaires.

Les travées alvéolaires sont assez épaisses; la plupart sont allongées de telle sorte qu'elles imitent de véritables boyaux pleins de cellules, mais assez étroits pour ne présenter, le plus souvent, qu'une seule cellule de champ. A côté de ces alvéoles, on en voit d'autres offrant une forme irrégulièrement arrondie.

Les cellules sont volumineuses; elles ont, en moyenne, de 20 à 25 m., possèdent un gros noyau nucléolé très-avide de carcinomin; quelques-unes ont 2 noyaux. Si l'on traite la préparation par le pinceau, on chasse les cellules, et on ne voit plus que les travées limitant des espaces vides.

Le poumon traité par l'alcool, la gomme et l'alcool, ou dans le liquide de Muller gomme et alcool, coloré par le picrocarminate et monté dans la glycérine, donne les résultats suivants :

1° Les tractus blanchâtres, saillants sous la plèvre, coupés perpendiculairement, présentent leur lumière arrondie, volumineuse, $\frac{1}{8}$ à $\frac{1}{4}$ de m. de diamètre, limitée par une paroi et remplie de cellules analogues à celles trouvées dans les alvéoles des ganglions lymphatiques altérés (mêmes dimensions, même noyau);

2° Les plaques blanches de la plèvre offrent une structure évidemment carcinomateuse;

3° Sur une coupe prise dans l'épaisseur du parenchyme, on voit que les lymphatiques péri-bronchiques sont également remplis de cellules identiques à celles qui ont été trouvées dans les lymphatiques sous-pleuraux; les plaques blanches situées dans l'épaisseur du poumon sont toutes constituées par du tissu carcinomateux.

Les plaques blanches du péricarde présentent la structure du carcinome; seulement, les tractus circonscrivant les alvéoles sont très-volumineux. Ces alvéoles, au contraire, sont petits, renferment un petit nombre de cellules; quelques-uns n'en ont que deux ou trois. Ces cellules sont identiques à celles qui remplissent les alvéoles des ganglions et des plaques blanches pulmonaires; les plaques situées sous le péritoine et sous les plèvres diaphragmatiques ont absolument la même structure.

Ces préparations ont été examinées avec le plus grand soin, à Lyon, par les professeurs Pierret et Renaut, et à Paris, au Collége de France, par M. le professeur Ranvier et par M. Malassez. Ces messieurs, dont on ne peut contester la haute compétence, ont été absolument affirmatifs, quant au diagnostic *carcinome ganglionnaire*.

D'autre part, l'histoire du malade et les résultats de l'autopsie prouvent que c'est un ganglion de l'aisselle gauche qui a été *primitivement* envahi.

Observation recueillie dans le service du professeur Verneuil.

Au commencement du mois de juin 1872, entre dans le service de M. Verneuil, salle Saint-Augustin, n° 24, Louis Martineau, âgé de 39 ans, domestique, pour se faire traiter d'une volumineuse tumeur du cou.

Cet homme, qui a presque toujours habité la campagne, a le teint hâlé, il est bien musclé, fort et vigoureux; bref, d'une bonne constitution apparente.

Il a perdu son père et sa mère, quand il avait 18 ans; l'un est mort d'une fièvre cérébrale, l'autre de phthisie pulmonaire.

Jusqu'à l'âge de 10 à 12 ans, il était assez délicat; il a eu des croûtes et des boutons dans les cheveux; mais il n'a eu ni abcès froids, ni glandes, ni écoulements d'oreilles, ni maux d'yeux. Il n'était pas non plus sujet à s'enrhumer. Il n'y a donc aucun antécédent de scrofule. Il n'a jamais eu non plus de douleurs rhumatismales. Les bruits du cœur sont sains. Il n'a jamais eu de maladie vénérienne; il est, du reste, marié depuis 14 ans; il a un enfant de 12 ans qui est très-bien portant.

Il se souvient d'avoir eu, vers l'âge de 11 ans, la fièvre typhoïde et, il y a un an, la variole. Cette dernière maladie n'a nullement influencé la marche de l'affection actuelle.

Début. Il y a six ans, il s'aperçut que, juste au niveau de la glande sous-maxillaire gauche, apparaissait une petite tumeur grosse comme la moitié d'une noisette ; elle était dure, indolente, et roulait aisément sous le doigt. Cette tumeur augmenta progressivement, sans retentir aucunement sur l'état général et en restant toujours sans douleur.

Le malade ne reconnaît aucune espèce de cause qui ait pu provoquer cette affection.

Notre n° 24 a de très-belles dents, une seule est gâtée ; mais elle se trouve à la mâchoire supérieure droite ; il remarque seulement que c'est après des douleurs dont cette dent était le siége que la tumeur a débuté de l'autre côté.

Les oreilles sont saines, le malade n'en a jamais souffert ; les fosses nasales sont intactes, le pharynx est normal, la déglutition se fait bien ; aucun point malade ne se présente qui puisse être regardé comme le point de départ de l'adénite.

Aujourd'hui, nous constatons, au-dessous de la branche horizontale gauche de la mâchoire inférieure, une tumeur grosse comme la moitié du poing. Elle ne s'avance pas jusqu'à la ligne médiane en avant, mais elle déborde en arrière l'angle de la mâchoire d'au moins trois travers de doigt. Elle descend en bas jusqu'à la partie moyenne du cou, et se trouve bridée en haut par le sterno-mastoïdien.

Cette tumeur est dure, offre une consistance analogue aux tumeurs fibreuses ; elle semble formée de deux lobes, dont le principal est en avant. On ne trouve aucun point fluctuant ; aucune adhérence ne maintient la peau contre la tumeur ; elles glissent facilement l'une sur l'autre. La surface cutanée a sa coloration normale. La tumeur est mobile latéralement, mais de haut en bas il est un peu plus difficile de la déplacer sur les parties profondes. Soit spontanément, soit au toucher simple, soit à la pression forte, la tumeur reste indolente.

La respiration, la déglutition s'exécutent normalement.

Les pupilles sont égales et bien mobiles. La face n'est point œdématiée.

On ne trouve aucune trace d'engorgement ganglionnaire, ni dans le creux sus-claviculaire, ni dans aucune partie du corps.

Ajoutons que l'état général est excellent, que le malade n'a nullement maigri, que ses forces sont parfaitement conservées. Seulement cette tumeur le gêne, lui déplaît beaucoup, et il sollicite vivement d'en être débarrassé.

Le 19 juin, M. Verneuil procède à l'extirpation de la manière suivante :

Il fait une incision horizontale de la peau et, malgré la mobilité que nous avions cru constater, la tumeur est très-adhérente à la face profonde du derme. Le derme est détaché, et la tumeur se présente comme enkystée, limitée par une sorte de coque fibreuse très-dure. Il faut sectionner une partie des fibres du sterno-mastoïdien pour découvrir en arrière la tumeur qut s'enfonçait au-dessous de lui. On isole ensuite la tumeur par arrachement, mais il est impossible de la détacher de la glande sous-maxillaire par ce moyen, et il faut réséquer une partie de la glande pour séparer la tumeur en ce point. En essayant de détacher la tumeur des vaisseaux, la jugulaire interne est déchirée en deux points, et on la lie immédiatement. L'opération est donc laborieuse, mais elle s'achève ; le malade perd une notable quantité de sang, et il faut faire un grand nombre de ligatures.

Au fond de la plaie on voit la jugulaire interne qui vient d'être liée, la carotide primitive près de son point de bifurcation et la carotide externe croisée par le nerf grand hypoglosse.

On panse la plaie avec de la charpie imbibée d'eau phéniquée appliquée sur de la tarlatane placée directement dans la plaie, afin de pouvoir plus facilement renouveler la charpie.

La tumeur est formée d'une tissu blanc, lardacé, fibrineux, tacheté de quelques points jaunâtres, criant sous le scalpel, et présentant exactement les caractères du squirrhe du sein dit napiforme. Nous la comparons à une tumeur de ce genre, et nous ne voyons pas de différence. A la pression, il sort un suc laiteux caractéristique, qu'on obtient aussi par le raclement à l'aide du scalpel.

Examen histologique par M. Ranvier. — La pièce qui nous a été remise par M. Bourdon était une tumeur du volume d'une mandarine, entourée d'une capsule qui la limitait de toutes parts. Son aspect est gris jaunâtre, ferme au toucher, criant sous le scalpel, donnant un suc lactescent au grattage.

Examiné au microscope, ce suc renfermait un grand nombre de noyaux de forme différente, ovalaires ou arrondis, munis d'un nucléole brillant. L'addition d'une goutte de picro-carminate d'ammoniaque, étendue d'un liquide neutre, tel que le liquide de Muller, faisait ressortir autour des noyaux un protoplasme, parsemé de granulations très-fines, de sorte que l'on avait affaire à de grandes cellules avec noyaux et nucléoles.

La pièce, après avoir séjourné successivement dans le liquide de Muller, la gomme et l'alcool, était convenablement durcie. On put alors pratiquer des coupes dans tous les sens, dans le but de bien étudier la texture de la tumeur.

Les coupes colorées par le picro-carminate et mises dans la glycérine, montraient un tissu composé de loges, d'alvéoles, limitées par des travées assez épaisses de tissu fibreux. Ces alvéoles, de dimensions variables, de forme irrégulière, étaient remplies des mêmes éléments que l'on avait trouvés dans le suc; ces éléments y étaient accumulés sans ordre.

Nulle part on n'a trouvé trace du tissu qui a servi de matrice à la tumeur. Il est donc impossible de rien dire sur le développement histologique de cette dernière.

Mais on peut affirmer, d'après les caractères que nous avons donnés, qu'il s'agissait d'un cancer alvéolaire.

Telle est l'observation qui a été recueillie, en 1872, par M. Bourdon. Depuis, la tumeur a récidivé, et deux fois M. Verneuil a procédé à de nouvelles opérations.

J'ai eu la bonne fortune d'assister tout récemment à la dernière, et M. Chambard, répétiteur au Collége de France, a eu l'obligeance de me remettre un compte rendu détaillé de l'examen histologique de la pièce. Ces faits ajoutent un nouvel intérêt à l'observation que je viens de reproduire.

Après la première opération, le malade sortit guéri de l'hôpital, retourna chez lui et reprit ses travaux. Un an plus tard, il s'aperçut qu'un gonflement se formait dans la même région sous-maxillaire, un peu plus en avant que la fois précédente, tout contre l'os, nous dit-il. Ce gonflement alla en augmentant peu à peu jusqu'en 1877, et, le 9 avril de cette année, il se décida à rentrer à l'hôpital. Pendant cette période, il ne ressentit que de petits élancements, de temps à autre, dans sa tumeur. Jamais il n'eut de vives douleurs, ni de gêne d'aucune sorte.

M. Verneuil fit l'extirpation de la tumeur; elle était un peu moins volumineuse que la première. Au microscope, M. Nepveu reconnut qu'elle présentait absolument les mêmes caractères. Les suites de l'opération furent bonnes. Le malade sortit.

Un mois après, il s'aperçut qu'il portait, juste sous le menton, une grosseur *comme une petite bille*, et bientôt après, il découvrit une seconde tumeur analogue un peu en arrière. Ces deux tumeurs ayant grossi, il revint se faire opérer à la fin du mois de mai dernier (1878). On extirpa deux ganglions : l'un ayant le volume d'une grosse noix, l'autre un peu plus petit.

Aujourd'hui, la plaie est en voie de cicatrisation, et l'état général est excellent.

J'ajouterai que j'ai moi-même examiné attentivement le malade, et que dans aucune autre région je n'ai trouvé trace d'engorgement ganglionnaire.

Examen histologique. — Je reproduis textuellement la note

qui m'a été remise par M. Chambard, dont l'avis a été entièrement partagé par M. Malassez :

Les ganglions ont été durcis par macération successive dans l'acide picrique, la gomme et l'alcool; les coupes sont colorées par le picro-carminate d'ammoniaque à 1 p. 100 et examinées dans la glycérine picro-carminée.

A. *Vue générale des préparations. — Faible grossissement.*

La capsule fibreuse des ganglions, vue dans ces conditions, semble normale; le calibre des vaisseanx sanguins qui la parcourent n'est pas modifié, et les petits pelotons adipeux que l'on rencontre dans ses couches profondes sont conservés.

La structure normale des ganglions a complétement disparu. Elle est remplacée par un système de travées conjonctives limitant des alvéoles bourrées de cellules. On peut déjà voir, à ce grossissement, que les travées conjonctives n'ont pas une structure uniforme, et que, si elles sont constituées en beaucoup de points par des tissus fibreux, elles se rapprochent ailleurs des types sarcomateux et myxomateux.

Ce grossissement est le plus convenable pour étudier la forme, les dimensions et le mode de répartition des alvéoles : elles sont généralement arrondies, quelquefois allongées; en certains points, elles sont très-nombreuses, pressées les unes contre les autres, et séparées seulement par des tractus conjonctifs fort minces; ailleurs, elles sont séparées par de larges travées conjonctives au sein desquelles on voit de petits nids cellulaires disséminés.

B. *Analyse des préparations.*

Capsule fibreuse. — La capsule ganglionnaire est à peu près saine. On rencontre cependant, autour de ses petits vaisseaux, des suffusions peu étendues de cellules lymphatiques; dans ses couches profondes, les mêmes éléments sont infiltrés entre les fibres conjonctives, et déjà de petits alvéoles remplis de cellules plus volumineuses font leur apparition.

Alvéoles. — Leurs dimensions sont très-variables : les plus petits, dont le diamètre peut ne pas dépasser 30 mm., sont régulièrement arrondis ; les plus grands sont fréquemment subdivisés par des tractus fibreux émanés de leurs parois. Tous sont très-nettement limités par une mince zone de tissu fibreux condensé.

Les cellules que contiennent les alvéoles sont peu volumineuses, beaucoup ne dépassent pas 12 à 15 mm. ; elles sont cependant très-différentes des cellules lymphatiques dont le stroma de la tumeur est infiltré. Leur protoplasma est peu abondant, relativement à la masse de leur noyau qui est volumineux, vésiculeux et nettement figuré. Ces cellules, qui ne diffèrent que peu les unes des autres par leur forme et leur volume, et qui généralement n'ont qu'un noyau, sont disposées dans l'alvéole sans ordre déterminé et forment une masse cohérente qui, sous l'action des réactifs, se sépare quelque peu des parois de celle-ci.

Stroma conjonctif. — Dans les régions de la coupe où les alvéoles sont volumineux et rapprochés les uns des autres, les travées conjonctives qui les séparent affectent généralement les caractères du tissu fibreux ; ailleurs, au contraire, on rencontre du véritable tissu muqueux caractérisé par un feutrage très-lâche de fibres conjonctives, séparées par un liquide offrant les réactions micro-chimiques de la mucine, et dans lequel on voit un grand nombre de cellules conjonctives ramifiées et de grosses cellules lymphatiques.

Le développement vasculaire dans la tumeur n'est pas très-considérable : les vaisseaux que l'on rencontre dans les zones fibreuses et myxomateuses sont pourvus de parois propres, et diffèrent par ce caractère des vaisseaux à parois embryonnaires qui sont une des plus sûres caractéristiques du tissu sarcomateux.

Conclusions.

Il résulte des caractères que nous venons d'exposer que la tumeur ganglionnaire qui a fait l'objet de notre examen, offre tous les caractères du carcinome, au moins tel qu'il est défini par le professeur Ranvier.

Les deux observations précédentes sont certainement les plus complètes qui aient été publiées sur le cancer primitif des ganglions. Rarement l'examen histologique a été plus exact et plus détaillé ; il représente à lui seul un chapitre d'anatomie pathologique. Mais, s'il a donné dans les deux cas des résultats identiques, il faut avouer que rarement aussi les symptômes d'une même affection ont été aussi radicalement dissemblables.

Et cependant, c'est toujours à un cancer alvéolaire que nous avons affaire, c'est-à-dire au type le plus pur du carcinome. Or, ici, nous nous trouvons en face d'un malade qu'on aurait à coup sûr cru atteint d'adénie si le microscope n'avait pas parlé ; là, nous en voyons un autre dont l'affection reste si localisée et présente, sauf les récidives, une marche si relativement bénigne pendant plus de six ans, qu'on est étonné à bon droit de la nature de la tumeur.

Ces deux faits suffiraient seuls à nous démontrer qu'il serait encore prématuré de donner une description didactique du cancer ganglionnaire, surtout au point de vue des symptômes et de la marche, sous peine de tomber dans des banalités que l'observation contredirait trop souvent.

Sous le rapport de l'âge, de la durée de la maladie, les relevés de Lebert n'offrent rien qui ne s'applique au cancer en général. Sur 11 malades, l'âge a varié entre 30 et 70 ans ; sa plus grande fréquence a été entre 40 et 45, 50 et 60 ans ; la mort est survenue au bout de 6 mois à 4 ans.

Quels ont été les symptômes ? Tumeurs petites, indolentes, assez mobiles au début, s'accroissant lentement pendant la première période ; puis, augmentation de volume plus rapide, douleurs plus vives, adhérence aux téguments, ulcération consécutive. La période ultime est l'infection de l'économie tout entière.

« Rapidité du développement, disent Le Dentu et Longuet (1), ulcération précoce, suppuration de mauvaise nature, mortification partielle du tissu morbide, extension rapide à tous les ganglions voisins, cachexie prompte, durée de quelques mois seulement, tels sont les traits qui caractérisent cette terrible maladie. »

Et voilà tout. On résumerait en quatre lignes la marche d'un cancer classique du sein, qu'on n'en dirait pas davantage. Sans doute, c'est qu'on n'a connu jusqu'ici qu'un très-petit nombre de cas, et que la plupart se sont présentés avec les caractères ordinaires du cancer ; mais il me semble que, si les faits que j'ai rapportés ne peuvent encore servir de base à une description nouvelle, s'ils ne doivent être considérés que comme une contribution à l'histoire des cancers ganglionnaires, du moins ils m'autorisent à ne pas faire une réédition inutile de ces symptômes vulgaires que tout le monde connaît.

Quant à la propagation aux vaisseaux et à la généralisation aux viscères, elle se fait encore ici comme dans toutes les affections cancéreuses. Témoin une observation intéressante de Laveran (2), qui, dans une tumeur encéphaloïde des ganglions carotidiens, nous montre le néoplasme faisant saillie dans la veine jugulaire interne, et des noyaux métastatiques dans les

(1) Article *Lymphatique, Dict. de méd. et de chir. prat.*, t. XXI, p. 98, 1875.

(2) *Gaz. hebd.*, 1865.

poumons, le rein droit, le foie et les ganglions mésentériques.

Le fait de Verneuil est remarquable en ce qu'il a trait à un carcinome datant de plusieurs années sans s'être généralisé, sans avoir jamais exercé aucune influence sur l'état général du malade ; les tumeurs ne se sont jamais ulcérées, n'ont même jamais adhéré aux téguments. A part la récidive, je le répète, un engorgement ganglionnaire simple ne se serait pas comporté autrement.

Mais l'histoire du malade de Colrat et Lépine est encore plus intéressante ; elle soulève en effet une question de la plus haute importance, à savoir, si l'on peut, au-dessus du lymphadénome et du lymphosarcome, admettre un *lympho-carcinome;* en d'autres termes, si la diathèse lymphogène peut prendre aussi dans le système ganglionnaire la signature anatomique du cancer. Je crois cette hypothèse très-rationnelle ; dans le cas actuel, la seule particularité symptomatique qui sortît un peu du cadre de la lymphadénie ordinaire fut la dureté des tumeurs eu égard à la rapidité de leur développement. Or, disent les auteurs de l'observation, dans tous nos cas de lymphosarcome dur, la maladie durait déjà depuis longtemps. Cette particularité s'efface absolument, pour nous, devant l'aspect général de la maladie, et tel est aussi, sans doute, l'avis de Colrat et de Lépine, puisqu'ils reconnaissent que l'adénie correspond à plusieurs états différents des ganglions, et qu'ils proposent d'intercaler, en anatomie pathologique, le lymphosarcome entre le lymphadénome et le carcinome.

Le cas de Silver, que j'ai rapporté plus haut, peut

être rappelé ici comme une preuve nouvelle, car c'était aussi un cancer ganglionnaire qui avait affecté la marche et les allures de l'adénie la mieux caractérisée.

Je n'insiste pas sur ce rapprochement. De nouveaux faits permettront sans doute de l'établir d'une manière plus positive; actuellement, il ne peut être que sérieusement proposé. Quoi qu'il en soit, on voit combien on est loin d'avoir épuisé ce sujet si fécond des tumeurs malignes ganglionnaires.

Au moment de mettre sous presse, je reçois l'observation suivante, que M. Nicaise a l'obligeance de me communiquer. Il est trop tard pour lui donner place dans le corps de cet article. Je me borne donc à la reproduire :

Épithélioma ganglionnaire primitif du cou. — Adéno-phlegmon chronique. — Infection purulente chronique. — Mort.

Un homme de 58 ans entre à l'hôpital Temporaire le 21 juillet 1876, pour une tumeur du cou.

A eu un abcès au cou dans sa jeunesse. Depuis quatre ans, il porte, vers la partie inférieure de la région sterno-mastoïdienne gauche, une petite tumeur mobile sous la peau.

En juillet 1876, à la suite d'un refroidissement, la petite tumeur s'enflamma, et il se développa un adéno-phlegmon. Incision, drain; quelques parties de tissu cellulaire sous-cutané se sphacèlent. L'inflammation tend à disparaître; il reste une plaque indurée au niveau du sterno-mastoïdien et une petite fistule. Le malade est envoyé à Vincennes, le 21 août.

Il rentre le 22 septembre 1876. La plaque indurée a augmenté beaucoup; la fistule persiste. Incision. Saillie d'une masse ganglionnaire; formation de bourgeons fongueux exubérants. Application de pâte de Canquoin. Légère amélioration, puis frisson dans le sterno-mastoïdien et sous la peau, qui est amincie.

16 *janvier* 1877. — La tumeur occupe le côté gauche du cou; elle est formée par de gros mamelons fongueux séparés par des sillons assez profonds. A son pourtour, la peau est décollée, amincie, ulcérée par places; tout ce côté du cou forme une masse résistante, immobile.

7 *février*. — Frissons.

12 *février*. — Douleur sur la paroi thoracique, à droite; œdème, puis abcès à marche subaiguë, qui est ouvert le 14 et donne issue à un pus fétide. Le malade est maigre, cachectique, et paraît soumis à une infection purulente chronique. Il meurt le 26 février.

Autopsie. — Les bourgeons sont friables; quelques-uns sont le siége d'hémorrhagies interstitielles. Il est impossible d'isoler la tumeur des parties voisines; le sterno-mastoïdien est altéré dans presque toute sa longueur, il offre des points ramollis ou lardacés. Profondément la tumeur se prolonge jusqu'aux muscles scalènes et prévertébraux; en dedans, elle va jusqu'au pharynx, dans lequel s'est ouvert un foyer purulent qui s'était formé sur sa face externe, à la partie profonde de la tumeur. La perforation ne présente rien de particulier. Thromboses dans le sinus latéral.

Léger épanchement purulent dans la plèvre droite; poumons congestionnés à la base. Dans le poumon gauche, on trouve des noyaux durs, résistants, miliaires ou gros comme des noisettes; aucun n'est sous-pleural.

Rien dans les reins, le foie, le cerveau, les articulations.

M. Malassez a trouvé la tumeur du cou constituée par un stroma fibreux encore riche en éléments sarcomateux. Entre les travées se trouvent des amas de cellules de formes variées, au milieu desquelles on rencontre une quantité de globes épidermiques. Les cellules sont dentelées sur leurs bords; un certain nombre ont subi la dégénérescence colloïde.

Il s'agit donc d'un épithélioma pavimenteux avec dégénérescence colloïde limitée à certaines parties. Sur aucun des points examinés, on ne trouve plus de traces du tissu ganglionnaire.

Les tumeurs disséminées dans le poumon gauche n'étaient point des dégénérescences épithéliales secondaires, mais de simples tubercules fibreux.

Il n'y avait pas de cancer dans le pharynx, ni dans le larynx, ni dans aucun autre organe.

C'était bien un épithélioma *primitif* des ganglions du cou.

NÉOPLASMES RARES DES GANGLIONS

Tumeurs gommeuses. — Les gommes ganglionnaires n'ont été décrites que depuis peu d'années, et les faits bien observés sont encore en petit nombre. Si quelques cas, publiés autrefois sous le nom de tumeurs primitives des ganglions, de nature mal déterminée, ou rangés dans la catégorie des cancers, semblent se rattacher à la syphilis, on ne peut pourtant pas remonter dans le passé pour y faire des diagnostics rétrospectifs.

C'est surtout à Virchow (1) et à Lancereaux (2) que nous devons nos principales connaissances sur les adénopathies tertiaires. Aux travaux de ces auteurs, on peut ajouter l'importante observation de Verneuil, reproduite dans la thèse de Dissandes-Lavilatte (3), le mémoire de Roberto-Campana (4), et enfin la thèse toute récente de Gonnet (5). Ce dernier a présenté un tableau très-complet de l'état actuel de la question.

Au point de vue de l'*anatomie pathologique*, les

(1) *La syphilis constitutionnelle.* Trad. par Picard. Paris, 1860.

(2) *Traité de la syphilis*, 1866.

(3) *Quelques considérations sur l'adénopathie tertiaire.* Th. de Paris, 1871.

(4) *Delle linfadenopatie sifilitiche. Giorn. ital. delle mal. ven.*, 6e année, t. II, p. 94.

(5) *Essai clinique sur l'adénopathie syphilitique tertiaire.* Th. de Paris, 1878.

gommes ganglionnaires sont essentiellement caractérisées par une hyperplasie médullaire. On peut, avec Virchow, considérer dans leur évolution trois stades :

1° Un stade purement irritatif ou fluxionnaire ;

2° Un stade médullaire ;

3° Un stade caséeux.

Dans le premier stade, il y a hypertrophie et augmentation des corpuscules lymphatiques. Dans le second, les éléments prolifèrent davantage, se tassent, rétrécissent les canaux qui les séparent et présentent ainsi une hyperplasie où les cellules abondent, ce qui donne à la glande un aspect blanchâtre, ou d'un gris blanc ou rougeâtre. Enfin, dans le troisième stade, une partie des nouveaux éléments meurt, la plupart subissent une métamorphose graisseuse incomplète.

Le tissu conjonctif du stroma ganglionnaire peut aussi participer à l'hyperplasie ; il s'y développe des proliférations qui donnent lieu à des amas de cellules, à des transformations graisseuses, occasionnellement à des productions fibreuses de nouvelle formation, à des indurations.

Il y a donc deux formes principales d'adénopathie tertiaire. Dans l'une, hyperplasie cellulaire, dans l'autre hyperplasie conjonctive. La première est la *forme gommeuse* proprement dite, l'autre la forme scléreuse.

Lancereaux décrit aussi deux variétés : « Les caractères de ces adénopathies, dit-il, sont en général très-variables, ce qu'il faut attribuer au mode d'altération dont les ganglions sont le siége. S'il y a lésion diffuse de la trame, le ganglion primitivement volumineux revient peu à peu sur lui-même, se colore, s'indure ; il est alors presque uniquement constitué par du tissu conjonctif.

« S'agit-il d'un dépôt gommeux, les glandes lymphatiques augmentent de volume et prennent une forme arrondie ; d'abord d'une consistance ferme, elles sont plus tard molles, caséeuses et même fluctuantes. Y a-t-il hyperplasie des éléments ganglionnaires (ce qui est peut-être le cas le plus fréquent), le ganglion revêt une apparence particulière ; il s'accroît surtout dans le sens de son plus grand diamètre, c'est-à-dire en longueur plutôt qu'en épaisseur, à un tel point qu'il peut acquérir jusqu'à 3, 4, 5 et 6 centimètres. Friable, de consistance un peu molle, il présente une surface injectée, de coloration rose ou rougeâtre, ou d'un gris jaunâtre. A la coupe, on observe en général la même coloration ; mais au toucher, on a la sensation d'une substance médullaire ou caséiforme, suivant le degré d'évolution ou d'altération des éléments constitutifs. »

Dernièrement, Cornil, à la Société de biologie et dans le travail que j'ai cité, a décrit dans tous ses détails la forme d'*adénite médullaire syphilitique*. « Il s'agissait d'une femme de 34 ans, morte subitement, et qui présentait, à l'autopsie, des gommes caractéristiques du foie, un ulcère syphilitique de l'estomac et une lymphangite pulmonaire. Tous les ganglions lymphatiques situés au devant du trépied cœliaque, au bord supérieur du pancréas, au voisinage du pylore et autour des bronches, étaient blancs, tuméfiés et durs ; sur leur surface de section, on faisait suinter des gouttelettes d'un liquide puriforme. Ce liquide, de même que le liquide renfermé dans les vaisseaux lymphatiques dilatés du poumon, examiné à l'état frais, contenait, avec des cellules lymphatiques rondes, plus ou moins granuleuses, de grandes cellules endothéliales gonflées et en quantité considérable, munies d'un noyau ovoïde ou de plusieurs noyaux

« Tous les vaisseaux lymphatiques périganglionnaires et capsulaires, les voies lymphatiques, les sinus périfolliculaires et tout le tissu caverneux des ganglions, étaient remplis et distendus à un haut degré par de grandes cellules globuleuses, d'aspect épithélioïde, provenant des cellules lymphatiques et des cellules tuméfiées de l'endothélium qui revêt les cavités et voies lymphatiques. Au centre des ganglions notamment, quand on avait débarrassé par le pinceau les éléments cellulaires libres de la coupe, on voyait de grandes cavités alvéolaires représentant les sections des canaux lymphatiques afférents. Le tissu réticulé de la substance caverneuse montrait aussi des mailles extrêmement agrandies et remplies de ces cellules.

« Partout où l'on trouvait sur une coupe un îlot de tissu réticulé fin, il y avait autour de lui des mailles énormes de tissu caverneux, et les sinus et voies lymphatiques étaient distendus démesurément. Ces cavités, plus ou moins débarrassées de leur contenu, montraient en place les grandes cellules endothéliales gonflées, granuleuses, possédant un ou plusieurs noyaux ovoïdes, en même temps que des cellules lymphatiques normales. Le protoplasma grenu des grandes cellules était tantôt granuleux, tantôt allongé, un peu aplati parfois, et souvent il envoyait des prolongements anguleux. Souvent aussi ces cellules étaient irrégulièrement pavimenteuses, à bords mousses, forme qu'elles devaient à leur aplatissement réciproque par compression.

« Le tissu réticulé fin et son contenu ne présentaient pas d'altération notable.

« Ainsi, dans cette forme d'adénite médullaire syphilitique, ce sont les voies lymphatiques et les sinus, c'est-à-dire toute la substance caverneuse, qui sont le siége d'une inflammation chronique qu'on peut appeler catarrhale, par opposition aux formes sclérotiques ou cirrhotiques, caractérisées par l'épaississement du tissu conjonctif des cloisons. »

Les tumeurs gommeuses se développent dans les ganglions profonds ou dans les ganglions superficiels ; plus rarement dans ces derniers, d'après la plupart des auteurs; toutefois, Gonnet cite un assez grand nombre d'observations d'adénopathies syphilitiques inguinales, cervicales et sous-maxillaires. Mais, si les gommes ganglionnaires viscérales accompagnent le plus souvent des lésions semblables des organes voisins, il n'en est pas de même de celles qui siégent dans les ganglions externes. Rarement, en effet, les affections syphilitiques tertiaires de la peau ou des muqueuses déterminent un engorgement ganglionnaire; c'est même souvent un bon caractère différentiel entre elles et certaines ulcérations de mauvaise nature. Quand cette adénopathie existe, on peut admettre qu'il s'agit alors d'une véritable adénite gommeuse.

Les symptômes des gommes ganglionnaires (je laisse de côté la forme scléreuse de l'adénopathie tertiaire) se présentent avec les mêmes caractères que ceux de toutes les gommes en général, ce qui nous permettra de les résumer brièvement. Ce sont d'abord des tumeurs de petit volume, nettement circonscrites, ne faisant corps ni avec la peau, ni avec les tissus sous-jacents, assez régulières, reproduisant, en un mot, l'aspect d'un ganglion hypertrophié, de consistance ferme, indolentes et aphlegmasiques. A cette première période succèdent le ramollissement des tumeurs et la phlegmasie de voisinage. Leur consistance diminue, elles deviennent même franchement fluctuantes ; la peau rougit, s'ulcère, laissant à nu une sorte de bourbillon blanchâtre ou jaunâtre, masse de tissu nécrosé qui sera éliminé peu à peu. Ordinairement, la cicatrisation s'opère sous l'influence d'un traitement approprié. Quelquefois, cependant, l'ulcération suit une marche toujours envahissante, se creuse en profondeur et peut atteindre les parties environnantes. Les organes importants qu'on rencontre dans les régions où siégent les ganglions lymphatiques donnent, à ce point de vue, un intérêt spécial à cette forme serpigineuse des gommes. Tel est le cas du malade observé par Verneuil, chez lequel l'ulcération, après avoir disséqué toute la partie inférieure du triangle de Scarpa, mit à nu l'artère fémorale; celle-ci fut ulcérée, et le malade périt brusquement d'hémorrhagie foudroyante.

On trouvera, dans la thèse de Gonnet, les principales observations connues jusqu'à présent de tumeurs gommeuses des ganglions superficiels. Il serait trop long de les reproduire ici; je n'en citerai qu'une, à propos du diagnostic des tumeurs ganglionnaires, pour montrer que lorsque les gommes sont multiples, et qu'elles siégent dans des régions différentes, on pourrait, avant leur période d'ulcération, croire qu'elles se sont développées sous une tout autre influence que la diathèse syphilitique.

Chondromes. — Les deux cas les plus authentiques de chondromes ganglionnaires ont été signalés par M. le professeur Broca, dans son *Traité des tumeurs* (1). Le premier est dû à Paget (2). Une tumeur cartilagineuse du testicule s'était propagée, par les lymphatiques du cordon, jusqu'aux ganglions lombaires. Une tumeur grosse comme un œuf de poule était située au-devant de la partie inférieure de la veine cave et lui adhérait intimement. A la coupe, elle présentait de nombreuses loges ou cavités, remplies d'un liquide transparent, et séparées par du tissu fibreux et cartilagineux. Dans le fait de Dauvé (3), il s'agissait également d'un chondrome du testicule, analogue à celui qu'avait observé Paget. M. Broca, qui examina la tumeur après l'opération, et reconnut l'envahissement des lymphatiques, émit l'opinion que, le système lymphatique étant atteint, on devait s'attendre à d'autres accidents. Effectivement, une récidive se produisit à la partie supérieure du cordon, et, à l'autopsie, on trouva une tumeur développée aux dépens des ganglions lombaires. L'examen histologique ne laissa pas de doutes sur sa nature.

On trouve, dans les *Bulletins* de la Société anatomique (4), une observation de chondrome primitif

(1) P. 265.

(2) *Growth of cartilage in a testicle and its lymphatics, Med. chir. Transact.*, t. XXXVIII, 1855.

(3) *Bull. de la Soc. de chir.*, 1861, t. II, p. 160 et 395.

(4) 1872, p. 251.

d'un ganglion sous-maxillaire. Mais si l'on ne se contente pas d'en lire le titre, on voit qu'il s'agissait, en réalité, d'une tumeur de la glande sous-maxillaire. Ce fait ne saurait donc augmenter la courte nomenclature des chondromes ganglionnaires.

Fibromes. — « Le fait de l'engorgement ganglionnaire me paraît encore douteux pour les fibromes, dit M. Broca (1); mais, quoique je n'en connaisse aucun exemple bien positif, je considère qu'il s'en présentera tôt ou tard quelques observations, car le fibrome peut revêtir, par exception, tous les caractères de la malignité; il peut infecter l'économie et se généraliser dans les viscères. » Je n'ai trouvé qu'un cas de fibrome ganglionnaire; encore est-il tout récent. M. Th. Anger, enlevant chez une petite fille une tumeur fibreuse du creux poplité, trouva, accolé à la masse principale, un petit ganglion présentant des caractères analogues. L'examen en a été fait par M. Cornil, qui en rend compte en ces termes (2): « L'aspect de ce ganglion, entouré de tissu cellulo-adipeux, était celui d'une petite tumeur fibreuse dure. En l'examinant sur des sections minces colorées au picrocarmin, après son séjour dans l'alcool, nous avons vu que la substance réticulée était partagée et dissociée par des tractus et des bandes assez larges de tissu fibreux. Le tissu réticulé conservé était parfaitement normal : ses fibrilles, aussi bien que ses cellules lymphatiques, ne présentaient aucune modification. Quant au tissu fibreux de nouvelle formation, il était composé

(1) *Loc. cit.*
(2) Mémoire cité.

de faisceaux de fibres assez épais, qui, sur une section, se montraient réfringents, qui se coloraient par le carmin, et qui étaient séparés par des cellules plates de tissu conjonctif. »

Tumeurs diverses. — Je ne rappelle que pour mémoire le cas d'*adénome* ganglionnaire cité par M. Broca; encore émet-il des doutes sur la véritable nature de la tumeur, et se demande-t-il s'il ne s'agissait pas plutôt de cette variété de néoplasie désignée par Robin sous le nom de pseudo-adénome.

Enfin, dans l'article *Aisselle* du Dictionnaire encyclopédique, Dolbeau rapporte qu'on a considéré comme appartenant aux maladies des ganglions de l'aisselle deux *tumeurs osseuses* enlevées toutes les deux au niveau de la paroi postérieure de cette région, l'une, en 1860, par M. Chairon; l'autre par M. Azam, en 1861. Renseignements pris, on voit qu'il s'agissait réellement de tumeurs développées dans l'épaisseur du grand dorsal.

DIAGNOSTIC DES NÉOPLASMES GANGLIONNAIRES

Le diagnostic des néoplasmes ganglionnaires comprend deux points : 1° reconnaître que la tumeur est ganglionnaire; 2° reconnaître à quelle variété elle appartient.

Ce dernier point mérite seul notre attention. En effet, si l'on peut voir se développer, dans les régions où l'anatomie nous indique la présence des ganglions lymphatiques, des tumeurs très-diverses, la plupart d'entre elles n'ont de commun, en général, que leur siége avec les néoplasmes ganglionnaires, et il est bien rare qu'on se méprenne sur leur véritable nature. Je laisserai donc aux traités classiques le soin de décrire les caractères qui différencient les tumeurs des ganglions d'avec les anévrysmes, les tumeurs érectiles, les lipomes, les kystes séreux ou hydatiques, sébacés ou sanguins, les tumeurs du corps thyroïde ou la hernie de poumon. C'est l'éternelle histoire de la tumeur animée de battements propres ou communiqués, présentant une vraie ou une fausse fluctuation, comme on persiste à dire encore aujourd'hui, s'élevant ou s'abaissant avec le larynx, augmentant ou diminuant de volume pendant les mouvements respiratoires.

Il serait bien plus intéressant de savoir à quels signes on pourra distinguer certaines tumeurs des glandes parotide ou sous-maxillaire de celles qui ont pris naissance dans les ganglions voisins.

Ce diagnostic est encore fort obscur, et les caractères banaux invoqués par les auteurs sont absolument insuffisants.

Admettons donc que nous soyons en présence d'une tumeur ganglionnaire : à quelle variété appartient-elle?

Tout d'abord, il est une règle dont il ne faut jamais se départir : *Rechercher dans la sphère d'origine des vaisseaux afférents du ganglion affecté si l'on n'y trouve pas la cause de la lésion.* Cette exploration doit être faite avec le soin le plus minutieux. Aux membres, elle n'offre guère d'intérêt que quand on est en présence d'une affection aiguë. Il n'en est plus de même dans la région cervicale. Que de fois, ici, n'a-t-on pas pris pour des néoplasmes primitifs des adénopathies dont la cause première seule avait échappé à l'observation! Ce ne sont pas seulement les parties facilement accessibles qu'on doit examiner; après la face, les lèvres, les dents, il faut aller plus loin : l'arrière-gorge, l'amygdale, le voile du palais, le pharynx doivent être l'objet de l'investigation la plus attentive. Ce n'est même que quand le laryngoscope a permis d'affirmer l'intégrité du larynx qu'on est en droit de penser à une tumeur primitive; encore faut-il faire des réserves pour l'œsophage, qui se prête mal à nos moyens d'exploration.

Lors même qu'on ne découvrirait dans ces parties aucune trace d'affection maligne, cet examen n'en aurait pas moins d'importance; car il ferait peut-être découvrir quelqu'une de ces petites lésions, telle que la carie dentaire, qui sont souvent l'origine d'engorgements ganglionnaires chroniques; et nous savons que non-seulement la tuberculose, mais la lymphadénie elle-même, localisent volontiers leurs manifestations initiales dans les ganglions préparés à subir leur influence par des irritations antérieures.

Il faut se rappeler également que les tumeurs ganglionnaires vraiment secondaires, c'est-à-dire les cancers proprement dits, peuvent prendre une marche rapide et atteindre un volume relativement assez considérable, alors que la lésion primitive reste si minime, si indolente, et donne lieu à si peu de troubles fonctionnels, que les malades eux-mêmes ignorent son existence. Qu'on hésite sur le diagnostic ou que le mal soit trop profondément situé pour être reconnu, on pourra tenir compte dans une certaine mesure des caractères extérieurs de la tumeur. L'adénite cancéreuse, en général, se présente au début sous la forme d'une tumeur dure, signe de la transformation fibreuse qui précède le développement du néoplasme; elle n'offre ni bosselures, ni lobes isolés; enfin, elle peut être le siége de douleurs, principalement à forme névralgique, qui se propagent au loin sur le trajet des nerfs. Ce symptôme, sur lequel Duplay a particulièrement insisté, aurait, d'après lui, une grande importance. Je m'arrête à cette première période; quand l'ulcération s'établit, quand la cachexie cancéreuse se manifeste, le diagnostic s'éclaire de lui-même, et le doute n'est plus possible.

Ce n'est que lorsqu'on n'a pu trouver à la tumeur

ganglionnaire une origine certaine, qu'on est en droit de la considérer comme primitive. Dans ce cas, le diagnostic est à faire entre les variétés suivantes : adénopathies syphilitiques, cancéreuses, scrofuleuses, et lymphadénomes.

Je ne rappelle que pour mémoire certaines formes rares, dont je n'ai pas parlé jusqu'ici, les *lymphangiomes* et les *kystes*. Ils sont si exceptionnels, absolument et relativement aux autres tumeurs ganglionnaires, que ce n'est que par élimination qu'on pourrait y songer. Les lymphangiomes, d'ailleurs, ont des caractères spéciaux ; on ne les a vus que dans la région inguinale (sauf un cas observé dans la région sus-hyoïdienne) ; les ganglions symétriques sont affectés ; la tumeur, molle, dépressible, offre au toucher la sensation de cordons enroulés, de noyaux épars, diminuant par la pression ; les vaisseaux lymphatiques sont dilatés en même temps que les ganglions ; il existe des troubles assez marqués, notamment du côté des voies digestives ; enfin, ces tumeurs n'ont guère été observées que chez des sujets jeunes, et, particularité remarquable, presque tous nés sous des climats éloignés. Quant aux kystes, tant qu'on ne trouvera pas leurs caractères pathognomoniques, c'est-à-dire la transparence et la fluctuation, jamais on ne sera en droit d'affirmer leur existence.

Les *gommes ganglionnaires*, avant leur période d'ulcération, ne sont pas toujours faciles à reconnaître. C'est surtout dans ce cas que l'on peut tirer d'utiles enseignements de l'âge des malades, de leurs antécédents, et principalement des autres manifestations concomitantes de la diathèse. Nous savons, en effet, que les caractères des gommes sont ceux de la plupart des adénopathies ; souvent même, par leur multiplicité, par leur marche, elles pourraient donner le change et faire croire à une affection toute différente. Roberto-Campana (1), entre autres observations, en rapporte une qui est très-instructive à cet égard.

M. E..., de Cerreto Sannita, en même temps qu'il était pris d'une éruption cutanée de nature tuberculeuse, vit s'engorger ses ganglions lymphatiques : 1° sur le côté droit du cou, 2° sur la région sous-claviculaire et sous-axillaire du même côté.

Au moment où nous racontons l'histoire de ce malade, on observe l'état suivant des ganglions : sur le côté droit du cou et suivant la direction du sterno-cléido-mastoïdien, on voit deux ganglions disposés de haut en bas dans leur plus grand diamètre et l'un au-dessus de l'autre ; le supérieur est gros comme un œuf de pigeon, dur, lisse et superficiel, mobile dans les tissus sous-jacents et environnants, un peu adhérent au muscle sterno-cléido-mastoïdien ; l'inférieur, plus petit, a les mêmes caractères.

Dans la région sous-claviculaire du même côté on trouve deux autres ganglions de la grosseur d'une petite amande semblables à ceux déjà décrits.

Dans le fond de la région axillaire droite on voit une tumeur grosse comme une petite orange, sphérique, du diamètre de quatre centimètres, à surface lisse, dure, empâtée, élastique, mobile, à peine douloureuse au toucher ; au-dessous de celle-ci et en arrière se trouve un autre petit ganglion adhérent à celui-ci et un troisième un peu plus petit en avant.

Le malade est sorti de la Clinique après avoir pris pendant 8 jours de 1 à 3 grammes d'iodure de potassium.

Les glandes latérales du cou et sous-claviculaires étaient devenues plus dures et plus petites, et celle de l'aisselle était réduite au tiers de son volume primitif.

(1) Mémoire cité.

Il est évident qu'ici, à ne regarder que le siége, le nombre et l'aspect des tumeurs, on aurait parfaitement pu penser à l'adénie de préférence à la syphilis. Il est très-probable que certains cas d'adénie, traités par l'iodure de potassium, et radicalement guéris, avaient trait à des adénopathies dont l'origine spécifique avait été méconnue.

L'excessive rareté du *cancer primitif*, comparée surtout à la fréquence des autres tumeurs ganglionnaires, doit le faire rejeter jusqu'au moment où, par exclusion, on pourra songer à lui. Nous savons que ses caractères ne sont rien moins que constants. Et il est évident que, dans le cas de Colrat et Lépine, comme dans celui de Verneuil, le cancer est certainement la dernière affection à laquelle on se serait attendu.

Dira-t-on que si l'on ne peut affirmer qu'il s'agit d'un cancer *primitif*, au moins on peut toujours reconnaître une tumeur maligne, c'est-à-dire un lymphosarcome? Pas davantage, du moins dans un très-grand nombre de cas; et les auteurs qui ont considéré ce diagnostic de l'adénie et des engorgements d'origine tuberculeuse comme facile se sont certainement trop avancés.

D'après Panas, les ganglions tuberculeux (1) ne seraient presque jamais confondus avec le lymphadénome; l'âge des malades (enfance ou puberté), leur siége de prédilection au cou, leur origine presque toujours locale et dépendant de l'évolution et de l'altération des dents, de l'engorgement des amygdales, des éruptions impétigineuses ou autres du cuir chevelu,

(1) Soc. de Chir., 1872.

de la face, du nez, de l'oreille, d'une blépharo-conjonctivite éruptive, granuleuse ou phlycténulaire, affections si communes dans le jeune âge; tels sont les caractères qui éclaireraient le diagnostic ; d'autant plus que rien de pareil n'aurait lieu pour les ganglions hypertrophiés ou devenus sarcomateux.

Sans doute, quand tous ces signes se trouvent réunis, la probabilité est grande, et souvent même on peut être absolument affirmatif. Mais sitôt que cet ensemble n'est pas complet, le doute revient; car, envisagés isolément, ce n'est ni l'âge, ni les antécédents du malade, ni la santé générale, ni même l'examen de la tumeur qui peuvent fournir des éléments de certitude.

En général, disait, il y a peu de temps, Verneuil à la Société de chirurgie, à propos d'une observation communiquée par Paulet, en cas de lymphadénome le gonflement est unilatéral, indolent, les sujets sont vigoureux, sans antécédents; la tumeur s'accroît sans aboutir à un abcès. Ces caractères sont vrais, mais le nombre des exceptions diminue leur valeur. Dans le cas de Paulet, il s'agissait d'un jeune homme de 19 ans, de tempérament lymphatique, qui portait une tumeur du volume d'un petit œuf dans la région sus-claviculaire gauche, tumeur dure, mobile, indolente, datant de deux ans. Elle se ramollit, devint fluctuante : on l'incisa; il sortit une très-petite quantité de pus. Quinze jours après, le malade mourut étouffé; le néoplasme, car c'était un lymphadénome des plus malins, avait envahi l'arrière-gorge et le pharynx, et déterminé l'asphyxie.

Gillette (1) rapporte un fait analogue. Il fut appelé auprès d'un homme de 50 ans, portant une adénopathie sous-maxillaire de la grosseur d'un œuf de poule, qui ne remontait qu'à un mois, et qui, mal limitée et dure à sa périphérie, présentait à son centre un point douloureux à la pression et manifestement fluctuant. Une incision ne donna issue qu'à du sang. Il s'agissait d'un lymphadénome malin.

Il est inutile de multiplier les exemples pour montrer qu'il est souvent fort malaisé de différencier ces sortes de tumeurs d'avec les engorgements tuberculeux, ou même d'avec l'adénite chronique ramollie et suppurée. L'âge du malade et l'unicité de la tumeur sont des caractères qui n'ont rien d'absolu. Il y a, chez les enfants, des lymphadénomes multiples, de même que, chez eux aussi, les tumeurs en apparence les plus bénignes et les mieux localisées s'accompagnent un jour de généralisations viscérales. Giraldès reconnaissait si bien l'extrême difficulté, sinon l'impossibilité, disait-il, d'un tel diagnostic, qu'il ne trouvait d'autre moyen pratique, en face d'une tumeur qu'il croyait devoir opérer, que d'y faire une ponction avec le trocart explorateur de Hirtz, afin de la soumettre à l'examen microscopique.

Il n'est plus nécessaire, aujourd'hui, de se demander si l'on peut reconnaître que l'on a affaire à l'adénie ou à un lymphosarcome; en d'autres termes, s'il s'agit d'une lésion générale ou locale, d'une hyperplasie bénigne ou maligne. Autant de problèmes qu'il est impossible de résoudre et inutile de discuter, puisque

(1) Art. cité, p. 264.

nous savons que les lymphadénomes ont tous la même nature, et que, même dans la forme la plus localisée et la plus bénigne, chez le sujet le plus robuste et le plus vigoureux, on devra toujours s'attendre à des généralisations dont rien ne pourra faire prévoir ni reculer l'échéance. On comprend combien cette question a préoccupé les chirurgiens, et de quelle importance il eût été de pouvoir dire : telle lésion restera locale, telle autre s'étendra plus loin. Dans le premier cas, opérons; abstenons-nous dans le second. Malheureusement, cela est impossible; ni le siége, ni la forme, ni la consistance, ni la marche de la tumeur, ne nous autorisent à affirmer quoi que ce soit à cet égard. Qu'on examine attentivement les aines et les aisselles, qu'on palpe l'abdomen, qu'on percute le foie et la rate, qu'on ausculte la poitrine, qu'on interroge toutes les fonctions; si l'on ne trouve rien, cela sera sans doute une condition favorable pour agir; mais le pronostic général ne saurait en être modifié.

TRAITEMENT

Le traitement des néoplasmes ganglionnaires est interne ou externe, médical ou chirurgical.

TRAITEMENT INTERNE.

Il s'applique à l'état général des malades, quelle que soit la nature de la maladie, ou bien il est particulièrement dirigé contre les tumeurs dont on cherche à obtenir la résolution.

a. *Traitement général.* — Dans aucun cas il ne doit être négligé. Il est toujours indiqué de relever la constitution par une hygiène appropriée, par une alimentation réparatrice, par les toniques, les ferrugineux, l'iode, l'huile de foie de morue ou les arsénicaux. C'est dans le même but qu'on conseille aux malades certaines eaux minérales, ou mieux encore les bains de mer.

b. *Traitement spécial.* — Il est à peine besoin de dire que c'est au mercure ou à l'iodure de potassium qu'il faut s'adresser, en présence d'une adénopathie syphilitique, et que c'est l'iode, sous toutes ses formes, qui joue encore le plus grand rôle dans la thérapeutique des engorgements strumeux; mais on ne saurait malheureusement être aussi bref quand on a affaire aux lymphadénomes. Contre eux, en effet, loin que nous possédions un spécifique, la plupart des médicaments employés n'ont que bien mal répondu à notre attente.

On a essayé tour à tour, sans succès, les substances les plus variées, jusqu'à la quinine et au carbonate de baryte. Sauf dans quelques cas exceptionnels, l'iodure de potassium n'a pas donné de meilleurs résultats. L'arsenic et le phosphore ont été plus souvent employés, tant à l'étranger qu'en France, et méritent un peu plus d'attention.

L'*arsenic* a été préconisé surtout en Allemagne. Tholen (1) rapporte quatre cas de lymphosarcomes traités par cette méthode; rapprochant ces observations de celles qu'avaient déjà fait connaître Billroth et Czerny, il conclut à son efficacité. Winiwarter (2) règle le mode d'administration de ce médicament. On commence par 5 gouttes par jour d'un mélange de teinture amère et de liqueur de Fowler, puis, à intervalle de 3 ou 4 jours, on monte de 5 à 10, de 20 à 25, 30 et 40 gouttes. On s'arrête pendant quelques jours quand surviennent des phénomènes d'intoxication. Or, ces accidents, tels que troubles digestifs, amaigrissement, symptômes du côté de l'ouïe ou de la vision, sont souvent assez graves pour faire renoncer au traitement.

Les tumeurs commencent par augmenter de volume, et elles sont douloureuses ; mais bientôt elles diminuent; plus elles deviennent petites, moins elles sont sensibles. Cette diminution est d'autant plus rapide qu'il se développe une fièvre plus intense. On a

(1) *Archiv. f. Klin. chir.*, t. XVII, Ire fasc., p. 1.
(2) *Ibid.*, t. XVIII, Ier fasc., p. 98.

comparé ce fait à celui de la disparition spontanée des lymphadénomes pendant le cours de l'érysipèle ou du rhumatisme articulaire aigu.

Le *phosphore* a été mis en usage par Verneuil, sous forme d'huile phosphorée, à dose de 1 à 3 capsules de 1 milligramme par jour. Legallois (1) a rapporté un exemple d'amélioration notable ; mais on est loin d'avoir toujours obtenu de bons résultats. En Angleterre, l'emploi du phosphore a été très-discuté il y a deux ans. Broadbent, qui en est très-partisan (2), cite des cas où des tumeurs ont entièrement disparu, et où l'état général lui-même est redevenu excellent sous l'influence de cette médication ; mais elle doit être administrée avec une extrême prudence, car on connaît l'influence du phosphore sur les tissus organiques. Moxon (3), au contraire, considère le phosphore comme dangereux; dans tous les cas, il pense que les malades n'en retirent jamais aucun bénéfice.

A choisir, l'arsenic semble généralement bien préférable au phosphore. Il compte des succès plus avérés et il est certainement moins dangereux à manier.

TRAITEMENT EXTERNE.

Topiques. — Tous les résolutifs et les révulsifs ont été mis en usage. Les pommades à l'iodure de plomb ou de potassium, au calomel, l'onguent napolitain belladoné, les badigeonnages iodés, les vésicatoires, sont journellement employés, mais demeurent le plus souvent inefficaces.

(1) Thèse de Paris, 1873.
(2) *Clinical Society of London, the Lancet*, 1876, p. 724.
(3) *Id.*, p. 715.

Séton filiforme. — Préconisé par Levannier (de Toulon) et Bonnafont (1), appliqué par Larrey et Guersant aux adénites cervicales chroniques, il ne réussit guère que dans les engorgements scrofuleux. Legendre (2) a publié de nombreux succès obtenus par ce moyen à l'hôpital de Berk-sur-Mer.

Électricité. — C'est dans les mêmes cas qu'on paraît avoir obtenu de bons résultats de l'emploi de l'électricité. Tantôt on emploie les courants constants, tantôt l'électropuncture; ce dernier procédé est celui qu'ont adopté Paupert et Demarquay (3), grands partisans de cette méthode, devant laquelle, disent-ils, l'insuccès est l'exception. Les courants indirects ont été employés par Morin-Meyer (4), qui prétend obtenir en *une minute* une diminution appréciable du volume de la tumeur. De nouveaux faits seraient nécessaires pour faire accepter sans réserve un si merveilleux résultat.

Compression, massage, écrasement. — La compression est si difficilement applicable, que cela seul suffirait à la faire rejeter. La malaxation, le broiement et l'écrasement, la déchirure sous-cutanée du ganglion à l'aide d'une aiguille à cataracte, sont de mauvais moyens, qui ne doivent être cités que pour mémoire.

Cautérisation. — Verneuil applique aux adénites caséeuses le même traitement qu'il préconise pour la tuberculose des organes génitaux, la cautérisation au

(1) Acad. des sciences, 8 décembre 1856.

(2) *Des adénopathies chez les scrofuleux.* Th. de Paris, 1871.

(3) *Union médicale*, avril 1858.

(4) *Bull. gén. de thérap.*, 18 novembre 1874.

fer rouge et l'ignipuncture. Dans ce genre d'adénopathie, ce moyen est certainement préférable aux applications caustiques. Celles-ci sont-elles plus indiquées dans le cas de tumeurs malignes? Je ne le pense pas, et je crois que lorsqu'on ne peut pas toucher à une tumeur ganglionnaire avec le bistouri ou avec le thermo-cautère, les mêmes raisons qui s'opposent à son extirpation rendront l'emploi des caustiques à peu près inutile.

Pour éviter les souffrances que cause leur application, Golding Bird (1) a imaginé un nouvel appareil d'électrolyse; une petite lame de zinc, plongée dans la tumeur, y forme sur place du chlorure de zinc, lequel agit au fur et à mesure de sa formation, à l'état natif, pour ainsi dire, et seulement molécule à molécule, de telle sorte que l'application de cette méthode est tout à fait sans douleur. Golding Bird, qui en a obtenu des succès, ne l'a appliquée d'ailleurs qu'aux engorgements scrofuleux.

Injections interstitielles. — Cette méthode, dont Luton, en France, a été le plus ardent promoteur, est assez entrée dans la pratique depuis quelques années pour qu'on puisse juger de ses résultats.

On a employé surtout la teinture d'iode, la liqueur de Fowler, le nitrate d'argent et le chlorure de zinc.

La teinture d'iode a été très-préconisée par S. Messenger Bradley (2). Il l'emploie à la dose de 5 à 10 gouttes, suivant le volume de la tumeur, et il répète

(1) *The traitment of scrofulous lymphatic glands by a painless electrolytic caustic. The Lancet*, 1877, t. I, p. 564 et 605.

(2) *A New mode of Treating certain tumours of the lymph. glands. The Lancet*, 1875, t. II, p. 341.

l'injection tous les quatre jours environ; en général, cinq ou six injections suffisent à amener la guérison. Il emploie cette méthode dans les cas suivants : *a.* hypertrophie vraie des ganglions sans mélange de scrofule; *b.* hypertrophies scrofuleuses non ulcérées; *c.* lymphomes durs; *d.* tumeurs cervicales enkystées (comme opération d'essai). Il incise, au contraire, les ganglions suppurés, et extirpe ceux qui sont devenus caséeux.

Billroth a réglé l'emploi de la liqueur de Fowler : une ou deux gouttes à la fois dans différents points de la tumeur; puis éviter d'y toucher, et condamner le malade au repos pour prévenir les accidents inflammatoires; s'ils se développent, attendre leur disparition complète avant de recommencer l'opération. Malgré les faits cités par Billroth, Winivarter, Tholen, et malgré l'opinion de Luton qui trouve dans les injections de bi-arséniate de potasse un moyen infaillible de stéatoser une tumeur, nous n'attendons pas de grands résultats de cette méthode appliquée aux tumeurs malignes. Dans deux de nos observations, la liqueur de Fowler a été tout à fait inefficace.

Les injections de chlorure de zinc, préférables comme escharotique, me paraissent, comme les injections iodées ou arsenicales, beaucoup mieux indiquées dans la tuberculose ganglionnaire que dans les lymphadénomes. C'est dans ce premier cas qu'on pourra les employer avantageusement, et qu'on devra même les mettre à l'œuvre avant d'en venir à des moyens plus énergiques.

Extirpation. — Voici le point réellement important de la thérapeutique chirurgicale des néoplasmes ganglionnaires. Quelles sont les indications et les contre-indications de leur ablation? Telle est la seule question que nous ayons à étudier; il ne nous appartient pas, en effet, d'entrer dans les détails du manuel opératoire, de comparer le bistouri au thermo-cautère, de faire le tableau des accidents qui peuvent se produire pendant l'opération, tels qu'hémorrhagies, entrée de l'air dans les veines. Il n'y a rien là qui ne soit commun à toutes les tumeurs situées dans des régions dangereuses, et les règles générales de l'exérèse ainsi que les accidents qui peuvent l'accompagner ne sauraient trouver place dans l'histoire des néoplasmes ganglionnaires.

Souvent, nous le savons, on enlève des tumeurs qu'on croit simplement tuberculeuses, et que l'examen histologique et l'évolution ultérieure de la maladie font reconnaître pour de véritables lymphadénomes; d'autres fois c'est une tumeur maligne dont on fait l'ablation, croyant qu'on est en présence d'un engorgement tuberculeux. Si, en pratique, l'erreur est facile à commettre, nous devons supposer ici, pour la clarté des indications opératoires, qu'un diagnostic exact a été fait, et étudier successivement ces indications à propos de chaque variété d'adénopathie. Je ne dirai rien du cancer, secondaire ou primitif. L'adénite cancéreuse consécutive, en effet, est entièrement subordonnée à l'affection initiale dont elle relève; et quant au cancer primitif, si tant est qu'il soit reconnu à temps, et qu'il soit opérable, il n'y a pas autre chose à faire qu'à l'enlever le plus tôt possible.

I. En règle générale, on ne doit pas extirper d'emblée les ganglions tuberculeux avant d'être bien convaincu qu'il n'y a pas d'autre moyen de faire disparaître la tumeur. Ici, l'exérèse doit être la dernière ressource du chirurgien, surtout si l'on a affaire à un enfant ou à un adolescent, chez lequel on peut encore espérer la résolution de l'engorgement ganglionnaire. En tout cas, on pourra toujours essayer d'abord des moyens tels que l'électricité, les injections ou l'électrolyse, et c'est seulement quand, associés au traitement général, ils seront restés sans effet, qu'on pratiquera l'extirpation. Cependant, il ne faudrait pas toujours suivre une marche aussi lente. Quand la tumeur provoque une difformité trop considérable, et surtout quand elle peut donner lieu à des symptômes de compression, on peut, comme le conseille Giraldès, l'enlever immédiatement, surtout si l'état général du malade est satisfaisant.

Chez l'adulte, également, on devra agir avec plus de promptitude. Alors, en effet, la disparition de ces engorgements ganglionnaires est bien plus rare que dans un âge moins avancé. Si la tumeur est superficielle, de moyen volume, facilement isolable et mobile sur les parties profondes, il y a lieu d'intervenir et d'enlever ces ganglions sur lesquels la médication interne n'a plus de prise, et qui ne peuvent que s'accroître et causer une difformité de plus en plus pénible. D'autant plus que si l'on ne s'y prend pas trop tard, si la tumeur est nettement limitée, son énucléation se fait d'ordinaire avec une grande facilité.

Les manifestations plus ou moins éloignées, viscérales ou ganglionnaires, de la tuberculose, qu'on voit survenir chez certains sujets consécutivement à l'ablation d'un ganglion tuberculeux, ne sauraient en aucun cas être mises sur le compte de l'intervention chirurgicale. C'est la maladie qui suit sa marche naturelle, et non, comme on l'a dit quelquefois, la tuberculose qui, localisée d'abord dans un organe qui lui servait en quelque sorte de dépôt, fait explosion parce qu'il lui faut un nouveau terrain. Velpeau, d'ailleurs, n'a vu que rarement l'ablation des masses ganglionnaires tuberculeuses du cou suivies d'accidents pulmonaires, et, pour le professeur Gosselin, cette terminaison funeste survient surtout quand il s'agit de tumeurs volumineuses, et que l'opération donne lieu à une suppuration abondante, qui affaiblit et épuise les malades. Il est évident qu'il y a là une cause très-naturelle de généralisation de la tuberculose chez des sujets prédisposés.

Peut-on dire, inversement, que l'ablation des ganglions tuberculeux est nécessaire en ce qu'elle prévient la généralisation de la maladie, dont elle tarit, pour ainsi dire, la source? Pas davantage. Lebert a bien dit que les sujets dont les ganglions avaient suppuré étaient moins exposés que d'autres à la tuberculisation interne, parce que la matière tuberculeuse avait trouvé une voie pour s'éliminer; Hueter (1), faisant revivre cette théorie, et admettant la relation probable de la scrofule et du tubercule, pense que la scrofule devient surtout dangereuse quand elle détermine la transformation caséeuse des ganglions, parce qu'il y a là une source d'infection tuberculeuse. D'où il conclut que la

(1) *Volkman's Klin. Vorträge*, n° 49, 1873.

résolution des ganglions caséeux étant très-rare, il est nécessaire de les enlever, et qu'en agissant ainsi on fait un véritable traitement prophylactique de la tuberculose. Virchow, lui aussi, paraît se prononcer dans le même sens : « Trop souvent, dit-il, la dissémination et la généralisation succèdent au tubercule primitif; on est donc assurément autorisé à enlever *aussitôt que possible* les organes tuberculeux qui se trouvent à des endroits accessibles. Il est vrai que cela n'est possible que dans des cas bien rares, comme, par exemple, dans la tuberculose des glandes lymphathiques externes, du testicule, des os et des articulations. » Cette opinion paraît difficilement soutenable ; elle semble, en effet, attacher plus d'importance à la lésion locale qu'à la diathèse, et considérer la première, en quelque sorte, comme la cause de la maladie au lieu d'y voir un de ses effets.

II. La même question a été soulevée par Warrington Haward (1), à propos des lymphadénomes. Il s'est demandé si l'infection générale ne peut être prévenue par l'ablation de ces tumeurs. Or, on sait, malheureusement, qu'en extirpant un lymphadénome, on ne détruit pas la lymphadénie, c'est-à-dire la cause réelle de la première tumeur, comme de celles qui la suivront plus tard.

Mais cette généralisation consécutive à l'apparition d'un lymphadénome d'abord localisé est-elle assez constante pour qu'on s'abstienne, dans tous les cas, d'y toucher? Et quand même on serait porté à croire que le malade ne retirera de l'opération qu'un béné-

(1) *Med. Times and Gaz.*, 1874, t. II, p. 77.

fice temporaire, serait-ce une raison suffisante pour refuser toute intervention chirurgicale? Tant que l'affection est locale et accessible, que la rate est saine, qu'il n'y a pas de leucocythémie, et qu'enfin l'état général est satisfaisant, plusieurs chirurgiens pensent qu'on peut opérer. Panas et Verneuil sont de cet avis. Pour Trélat, au contraire, il ne faudrait jamais toucher à ces sortes de tumeurs; on fait une opération tout à fait inutile et, qui plus est, nuisible, car souvent on donne à la maladie comme un coup de fouet qui provoque l'explosion des généralisations viscérales. Dernièrement encore, ayant observé de semblables accidents à la suite de l'extirpation d'un lymphadénome du testicule, il a déclaré qu'il ne serait point intervenu s'il avait pu soupçonner la nature réelle de la tumeur.

Il ne faut peut-être pas aller aussi loin. Bien des lymphadénomes, en effet, restent longtemps localisés et peuvent devenir, sur place, l'occasion d'accidents graves que leur ablation peut prévenir. En outre, si l'on est en présence d'une diathèse à laquelle on n'a pas encore trouvé de remède, il faut se rappeler aussi qu'une première tumeur est une cause d'envahissement *direct* pour les ganglions voisins, et qu'en supprimant cette cause, on peut enrayer pendant quelque temps la marche de la maladie dans la région où elle a débuté.

Cette question de l'intervention ou de l'abstention est encore, on le voit, fort obscure et fort discutée. Pour nous, nous la résumerons ainsi : toutes les fois qu'un lymphadénome, dans une région quelconque, cou, aine ou aisselle, forme une masse unique bien limitée, mobile, non adhérente aux parties profondes, du moins autant qu'il est possible de s'en assurer; tant que l'état général est bon, que l'examen le plus attentif ne fait rien découvrir dans les viscères, *on peut opérer*. On ne sera que plus autorisé si déjà la tumeur, par son siége et son volume, détermine ou fait prévoir des accidents auxquels il serait difficile de remédier quand elle aura acquis un développement plus considérable. C'est pour cette raison qu'il sera permis d'enlever certains lymphadénomes, alors même que des tumeurs plus petites existeront dans d'autres régions. Témoin notre première observation; M. Richet ne fit l'ablation que des tumeurs axillaires du côté droit, jugeant, pour celles du côté opposé, l'opération inopportune.

Mais, d'autre part, je crois que jamais il n'est permis de considérer le malade comme guéri. Guéri des suites de l'opération, sans doute; mais guéri absolument, c'est-à-dire pour toujours, non. Tôt ou tard, la récidive est la règle, sur place ou ailleurs; on ne saurait trop se le rappeler.

En terminant, signalons les cas où l'*urgence* seule, quelle que soit la nature des tumeurs ganglionnaires, dirige la main du chirurgien. Il ne s'agit ici que de parer à un accident immédiat. Quand le malade asphyxie, et c'est là l'indication la plus fréquente, il faut, avant tout, le faire respirer. Sans doute, la thoracentèse dans le cas d'épanchement pleural, la trachéotomie, quand la tumeur dévie ou comprime la trachée, peuvent être suffisantes; mais il n'en est pas toujours ainsi; souvent cette intervention est inefficace. Que faire en de semblables circonstances? Sans se faire illusion sur le résultat de l'opération, il n'y a d'autre ressource que l'extirpation du produit morbide, à moins qu'elle ne soit *matériellement* impossible, ou qu'on ne préfère laisser mourir tranquillement le malade.

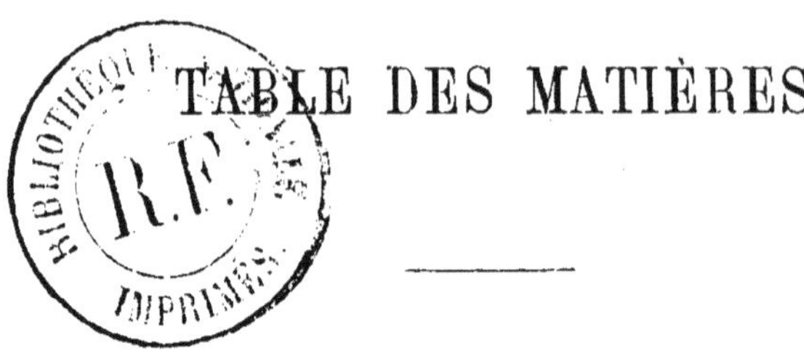

TABLE DES MATIÈRES

Pages.

Considérations générales 5

Tuberculose des ganglions 13

Lymphadénomes 38

Cancer primitif des ganglions 90

Néoplasmes rares des ganglions 119

Diagnostic des néoplasmes ganglionnaires 128

Traitement 137

Paris. — Imp. Félix Malteste et Ce, rue des Deux-Portes-Saint-Sauveur, 22.

www.ingramcontent.com/pod-product-compliance
Lightning Source LLC
LaVergne TN
LVHW020020170826
845678LV00001B/64

* 9 7 8 2 3 2 9 7 8 8 7 7 7 *